JN027052

自閉症スペクトラム障害とアルコール

依存の始まりから回復まで

マシュー・ティンズリー, サラ・ヘンドリックス 著

長尾早江子 監修

呉みどりヶ丘病院翻訳チーム 訳

Asperger Syndrome
and Alcohol
Drinking to Cope?

明石書店

ASPERGER SYNDROME AND ALCOHOL: Drinking to Cope?
by Matthew Tinsley and Sarah Hendrickx
Foreword by Temple Grandin

This translation of 'Asperger Syndrome and Alcohol'
is published by arrangement with Jessica Kingsley Publishers Ltd
www.jkp.com
through The English Agency (Japan) Ltd.

『自閉症スペクトラム障害とアルコール』
日本語版刊行に寄せて

医療法人正雄会　呉みどりヶ丘病院

長尾　早江子

　酒と私たちの関わりは古く長く身近なものであるが、一方で、アルコールは私たちにとって薬物でもあり、その依存や乱用により全身の臓器障害が引き起こされ、さまざまな社会的問題を生ずることは、いまだ十分に社会に周知されていないのが現状である。

　依存症に至った経緯はさまざまであるが、アルコール依存を含むあらゆる依存症に苦しむ方々は、その依存行動を、すでに快の追求でなく、苦痛や生きづらさの緩和のために続けるようになっている。依存症は、適切な対応が行われない場合、精神的、身体的、社会的な問題が進行し、やがてコントロール不能となり、最終的には社会との接点が断たれ孤独感に苛まれて、刹那的に依存行動で凌ぐといった悪循環に陥る、孤独の病と言われている。

　私たちはこの悪循環に終止符を打つべく、その人その人の状況や病状に合わせたアプローチを行う必要があるが、しかし、アルコール症の治療が必要な人の多くが、専門治療につながっていないトリートメントギャップは、今なお厳然と存在している。

　このような状況の中、2013年にアルコール健康障害対策基本法が成立し、当院が所在する広島県においても、2017年2月にアルコール健康障害対策推進計画の策定を行い、アルコール健康障害サポート医並びにアルコール健康障害サポート医（専門）の設置をするなど、全国でも注目される新たな取り組みが開始されている。

　一方で、この数年の新型コロナウイルス流行は、さらに社会情勢を混沌とさせ、私たちのストレスはより強まり、各々の「生きづらさ」は増大している。

このような世情の中、アルコール問題は、低年齢層や女性、高齢者へと広まりを見せており、さまざまな併存精神疾患や発達障害を抱える方、多彩な身体疾患合併を抱える方が多いことなど、依存症治療に携わる私たちは、多様な側面への対応を常に迫られている。さらに、価値観は多様化しており、生き方に変化を求められる今、人々のよりどころとして依存行動の複雑化も予想される。

こういった依存症にまつわる悪循環と複雑化に対応するために、私たち支援者は、その人その人の状況や病状に合わせたアプローチを行う必要があるが、そのために、当院では、日常の診療の中で、一人ひとりに多職種で関わり、さまざまな視点から一人の全体像を捉え、本人が依存に至ったプロセスをたどり、依存行動を必要としない新たな生き方を選択できる伴走者でありたいと考えている。

こういった観点からも、本書で述べられている、「アルコールと自閉症スペクトラム障害が重なりあう領域」について、また、「アルコール症支援機関に伝えたかったこと」を、本邦訳で親しく紐解ける機会をいただけたことは、私たちにとって大変心強く有難いことと感じている。私事であるが、当院は本邦における民間では初めてのアルコール症治療専門病院として1970年に広島県呉市に、故・長尾澄雄前院長が開院し、2020年10月に創立50周年を迎えた。これを記念して、創立50周年記念事業として『自閉症スペクトラム障害とアルコール』日本語訳刊行を企画した。この機会に、本書の邦訳に力を注ぎ、日々の依存症治療にともに力を合わせてくれている当院スタッフにこの場を借りて、深甚なる敬意と感謝を述べたい。

依存症支援者である私たち自身が孤立することなく、依存症に苦しむ方々、その家族のみならず、地域社会とのつながりを深める必要があると常々考えている。本書の刊行が、さらに多くの人にとって、より良い支援の助けとなり、新たなつながりの礎になることを心から祈念している。

自閉症スペクトラム障害とアルコール

目　次

序　言

テンプル・グランディン

『自閉症の才能開発──自閉症と天才をつなぐ環』著者

　10代、そして20代、私はぞっとするような絶え間ない不安とパニック発作におそわれていた。20歳から30歳までの間に、パニックはさらにひどくなった。神経系は常にぎりぎりの状態だった。というのも、私を食べようとしている捕食者でいっぱいのジャングルの中にいるかのように脳が稼働していたのだ。どのように感じていたかを他人に理解してもらうために、よく教師やジャーナリストに言っていたのは、大学の期末試験を受けたときに感じた気持ちを覚えている？　VIPに今からインタビューをしなければならないときに感じた気持ちを覚えている？　といったこと。毎日が期末試験を受けるときのような「バクバク」だった。安心が欲しくてたまらなかった。

　私は精神分析が用いられていた時代を生きてきた。20代の時は、自分のこころの奥深くに秘められた部分を理解することができれば、「不安」は消えると考えていた。ただどんなに不安の秘められた源を探っても、決して消えることはなかった。20代の間ずっと、私はめいっぱいの運動とともに締めつけ機〔訳注：グランディンの発明した、自閉症スペクトラム障害［Autism Spectrum Disorder: ASD］者が圧迫刺激により安心を得る装置〕を用いて不安を落ち着けようとした。締めつけ機について詳しくは『自閉症の才能開発──自閉症と天才をつなぐ環』〔カニングハム久子訳、学習研究社、1997〕で説明している。毎日過酷な運動をすることは私の不安を鎮めてくれた。それでも私の「不安」発作は20代のうちにますます悪化した。汗をかき、呑み込みにくくなることもあったし、心臓は早鐘を打ち、お腹はキュルキュル鳴っていた。郵便受けに行く途中で突然汗だくになったこともある。なぜなら「悪い」手紙を受け取ること

を恐れたから。ばかげていた。私の体全体が尋常でないほど過敏になっていて、普通ならほんの少しの不快感で済むことが、まるでライオンが自分のあとをつけているかのように感じられたのだった。

　マシュー・ティンズリーのように、私もアルコールに依存する罠に簡単にはまってしまう可能性があった。仕事での重要な交流会においては、落ち着くのでいつも何杯か飲むようにしていた。問題が起きないように自分の家ではアルコールを飲まないようにしていたが、決してすべての人がこういった自制心をもつわけではない。実際、ASD特性をもつ多くの人がさまざまな種類の薬物で自己治療を行っている。

　30代前半に飲み始めた抗うつ薬によって、アルコールの罠にはまる可能性はうまく切り抜けることができた。もし私が抗うつ薬のもつ鎮静効果と出会わなかったら、簡単にアルコールや薬物に依存していただろう。薬物やアルコールに依存していて、抗うつ薬のフルオキセチン（商品名：プロザック）にとても助けられた多くのクリエイティブな人々を知っている。私も初めて昔の抗うつ薬であるイミプラミン（商品名：トフラニール）を飲み始めたときは、生化学の信奉者と化した。3日間で、恐ろしいパニック発作は90％が消えたのだ。他に、2人のASDの友人もプロザックによって絶え間ない不安とパニックを抑えることができた。

　内服をするときには、ASDの人たちの用量は概ね少なめでなければならない。些細な理由で「闘争・逃走」神経系が全面的に活性化してしまう場合は、内服が不安に最も有効である。しかしながら完全なパニックにすぐになってしまうわけではない、もう少し落ち着いている人もいる。このような人は通常、薬を必要としない。めいっぱいの運動と認知行動療法がよく効くだろう。活発な運動が不安に有効であることは研究で明らかになっている。また私は、他のASDの人の体験談を読むことで、自分自身の状態を知ることができた。そのことはその後の社会生活に大いに役立った。

　私の人生において不安に対処するには、薬、運動、同じ興味をもつ人との共同作業といった三つの違った側面からアプローチする必要があった。また、ASDの人が直面する困難について精通していることも大変重要である。サラ・ヘンドリックスとマシュー・ティンズリーは、膨大な数のASDの人が何

らかの形で生き抜くために飲酒をしている可能性があることを世界に知らしめ、
ASDコミュニティに大きな貢献をしている。かれらの仕事が、他の人々が同
じ問題を避けるための助けになることを願っている。

イントロダクション

　アルコールとASD、それは危険な組み合わせか、はたまた、うまく生き抜く戦略か？　人と関わること、人とつきあうこと、あるいは単純に他人と一緒にいることが苦手な人にとって、アルコールは、会話、人づきあい、身のこなしを滑らかにし、ほぐしてくれる効果がある。アルコールを用いると、他のやり方であれば入り込むことができず圧倒されるような場、人々が交流し、世間話をし、親しくなる、そういう場に出ていくことができる。アルコールによって、友人関係をつなぎ留め、さまざまな人間関係を積み、キャリアさえも維持できる。しかし…その物質の依存的な特性が、一日をやり過ごすための手軽な道具以上になるとどうなってしまうだろうか？　それが健康や生命を脅かし、支えになるもののはずがそれを使う人を破滅させるものとなったら？　万能薬が奪い去られたとき、その人には何が残るのか？

　この本では、アルコールとASDが重なり合う領域を探る。この本を執筆するための調査の一環として、数多のASD専門家に連絡を取り、過去に行われた研究や関連する情報について尋ねた。その結果、圧倒的に多かったのが、「あなたは重要なことに取り組もうとしている。これは誰かがすべき仕事だ。私はこれまでにそういった研究を目にしたことはないし、あなたがどこから始めればいいのか見当もつかない。幸運を祈るよ！」——ある意味励ましてくれながらある意味気を重くさせる、そういった類の反応だった。

　この本の前提となったのは、成人後にやっと、ASD特性ありと診断されたマットの経験である。正確に言うと彼の場合は特定不能の広汎性発達障害であり、非定型アスペルガー症候群もしくは非定型自閉症と呼ばれることもある

（p.164、訳者解説参照）。マットは、43歳になるまで、常に不安を抱えて生きてきた。最初は精神安定剤、後にはアルコールを使いながら、ストレスやパニック、恐怖などの感情をなんとかごまかしていたが、徐々にその使用量は増えていった。そうすることで、マットは学業生活、職業人生、恋愛関係、そして自立を成功させてきた。この戦略はかなりうまくいっていたが、アルコール症とそれによって引き起こされた深刻な身体疾患という形で頓挫してしまった。入院、引き続いてリハビリ、その後ASD特性の診断に至った。ASD特性の診断を手に入れたマットは今、アルコールとは手を切った、新たな酒無し生活を手に入れている。

　私は、ASD支援の実践者であり、トレーナーでもあり、ASD特性のある多くの人々と仕事をしてきた。かれらはさまざまな方法で日常生活をやり過ごし、しばしば素晴らしい独創性と技術を用いる。私には、マットが社会からの期待に応え得る生活をするためにいろいろな方法を駆使して生み出してきたことがわかる——まさに天才と呼ぶにふさわしいほどだ。彼のこれまでの生活は、期待される人生目標（自立、キャリア、恋愛関係）において、私がこれまでに出会ったASD特性をもちアルコールを動力源としていた人たちよりもはるかに素晴らしい成功を収めている。生活が崩れるまでは、長い間うまくいっていた。

　マットと私は議論し、アルコールというごまかしの手段を使って不安をコントロールしなんとか生活している未診断のASD者は、彼だけであるはずがないと確信した。実際、それは一般の人々の間で広く受け入れられている手段なのだから。「オランダ人のからいばり〔訳注：Dutch courageという英語表現は、酒の力を借りて奮起することを指す〕」、恐怖に立ち向かうときにビールを1〜2杯あおりながらわれわれは言う。ブランデーを飲んで気分を良くしたいとき、「薬用」とも。アルコールはわれわれが難所を乗り越える手助けになる、そういう考えは、われわれの文化に息づいている。

　そこでわれわれは、この本を共に出版することを決心して、どのような情報が得られるのかを知り、今想定している以上に多くの答えるべき疑問を求めることにした。特にアルコール症支援機関に次のようなことを伝えたかったのである。支援利用者がASDをもちあわせている場合、アルコールが生活の中で果たす役割は非常に大きいため、簡単には取り除くことができず、特別な方法

でアプローチする必要がある。この本の理論に基づいた部分や一般論の部分は私が執筆し、マットは個人的な記載に力を注いでくれた。

　マットはまた、「恩返しをしたい」と強く願っていた。というのも、自分のASDを知り、支援を受けて、人生が変わっただけでなく、命を救われたと感じているからである。他の人にも彼の物語に自分自身を見出し、こうである必要はなく、違った人生を手に入れられるのだという希望をもってほしいとわれわれは望んでいる。私は飲酒していた頃のマットを知らない。私が知っているのは、言葉を交わすことを好み、コーヒー好きで（私はカフェイン抜き、彼はミルク用スペース付きのマグカップに孔フィルター）、DVD好きで、お気に入りの店でのシンガポールヌードルを一緒に楽しむ（彼はいつもシンガポールヌードルを食べ、私はいつも違うものに挑戦する。彼は自身が選んだものを楽しむとわかっている一方、たいてい私は自分の選んだものを嫌になってしまう——ルーティンは何て役に立つASD特性！）、そんな物静かで穏やかな彼だけ。彼が3年以上もお酒を飲まないと決意を示したこと、そして彼の生活全体を完全に変えたことは、まさに感動的としか言いようがない。私は彼がそれを成し遂げたことをとても嬉しく思う。もし、彼があのような選択をせず、必要な支援を受けていなかったら、今日ここで彼の物語を語ることはなかったであろう。

　われわれは、自閉症コミュニティではアルコールに対してどのように考え扱うのか、その全体像を調査するために、多くの人たち——その人が飲酒するか否かにかかわらず——に協力を依頼したが、進んで調査に参加してくれる人の確保が難しく、困難であった。「研究者」に質問されることにうんざりしてオンライン討論で質問を禁止する人もおり、その気持ちも理解できる。アルコール症支援ではまた、ASDかもしれないという可能性を十分認識できないことが多い。なぜなら、支援者には守秘義務があるため、疑いをもったとしても、本人たちから得られる体験談や詳細な情報を直接確認することはできず、単なる印象に基づく見解にしかならないからである。また、飲酒によってASD特性が隠蔽されてしまって、「正常化」しているため、多くのASD者が自身の特性を知らないのではないか、とも懸念される。このような人たちは、ASDのサポートや知識を必要としてこなかった——これまでは。加えて、成人のASDに関する認識が乏しいうえに診断率も低いのだが、その理由は後述する。

要するにわれわれが得た回答は、ありがたく貴重なものではあるが、望んでいたよりも少なかったのである。

私はASD（アスペルガー症候群）の人たちの性的関係をテーマに、別の本で同様の調査をしたことがある。興味深いことにかれらは、飲酒習慣よりも性生活についての方をはるかにためらうことなく話してくれたのだった！

本書の調査に応じてくれた回答者全員が正式にASDと診断されてはおらず、自己診断もある。現時点における英国での成人診断の難しさと食い違いを考慮し、われわれはかれらの判断をそのまま受け入れた。場合によっては、ASD特性という単語を用い、カナー型／古典的自閉症、アスペルガー症候群、高機能自閉症、特定不能の広汎性発達障害、意味性語用論的障害〔訳注：ASDにしばしばみられる一種のコミュニケーション障害〕、その他同様の症状をもつすべての自閉症状態を包含した。

時間を割き率直に話してくれた方々に感謝したい。そして、この本が、かれらの視点と経験への理解を深める一助となれば幸いである。

この本は薬物の不適切使用には焦点を当てていない。確かに、ASD者の間で不安を解消する類似手段としてマリファナ使用が広まっている、という指摘がある。動機はほとんど同じで、使用物質が違うだけである。さらに、薬物使用には違法性という複雑な要素が加わるため、当事者が自分の使用状況を正直に開示する可能性は低く、実態を知るのはさらに困難となる。一方、アルコールは合法で、社会的に認められ、簡単に入手できる日常品である。アルコール問題の概念、使用動機、治療戦略は、薬物の不適切使用にもある程度転用でき、薬物使用問題関連の分野で働く人たちにとっても妥当性があると考える。

われわれは本書を通じて、ASDについての、そしてその当事者の体験や人生についての認識がさらに広まることを願ってやまない。本書は、ASDとアルコール症に関するまとまった文献としては最初のものであり、そのため、データ、エビデンス、過去の研究に関する記述はあまりない。しかしこれは、新たな大地を切り開くための、ささやかな最初の試みである。エビデンス不足のため、両者に確実な関連性があると断言することはできないが、両者の緩和要因を示し、共通項を探ってみようと思う。われわれは、この試みがわれわれ自身にはできないようなさらなる研究や議論を盛り上げる端緒となることを切

に望む。そして何より、臨床現場の人たちが、人知れず蔓延している問題に注意を向けるきっかけになれば幸いである。

　ASDというものを意識し始めた時のことは、はっきりと覚えています＊。専門書店で20年間順調に働き続けたわたしは、当時、職を失い、結婚に失敗し、母と暮らしていました。また、慢性的なアルコール症者でもありました。

　その日の朝、朝食（といっても、離脱症状を抑えるためにジンをボトル半分）をとりながら新聞を読んでいると、テレビで『夜中に犬に起こった奇妙な事件』〔訳注：自閉症児が主人公の小説〕の著者であるマーク・ハッドンへのインタビューが流れてきました。ぼーっとした頭でそれを聞いていると、その症候群の主な特徴についての長ったらしい説明が、何から何まで身に覚えのあるもので衝撃を受けたのです。ルーティン愛、驚異的な記憶力、とんでもない不器用さ、常識の欠如、この四つを聞いたわたしは、すぐにネットでこの症候群についての検索を始めました。

　ネット記事を読めば読むほど、興奮を抑えられませんでした。自分がどうしてこうなったのかを理解できそうな気がしたのです。やっと、自分を「受け入れる」ことができるのではないか、と。でも、この時のわたしはアルコール症の末期で、その後死にかけて入院する羽目になったのです。幸運なことに、その後わたしが選んだリハビリセンターは素晴らしい場所でした。そこでわたしは自分の時間と居場所を得ただけでなく、自分が何者なのかということ、その時までのわたしの人生がなぜあんなふうになってしまったのかということをより深く理解するきっかけを得ました。

　リハビリを終えたわたしは、英国南部の都市ブライトンで勉強する決心をしました。そこで思いがけなくもサラに出会ったのは、生涯で一番と言ってもよい幸運でした。彼女とわたしは、ASDについての

＊　飾り罫で示した部分はマット・ティンズリーの体験談。

関心を共有できただけでなく、素晴らしい友情を分かち合うことができてきました。

彼女の優しい後押しを得て、彼女と一緒に、自分の経験について専門家向けの講演を始めました。ASD者としての自己認識と、リハビリ施設で受けた治療の両方によって回復しようとしているわたしの体験談に、関心をもってくれる人がいるだろうと彼女は確信していたのです。

ふたを開けてみると、たくさんの人たちがASDとその支援に関するサラの専門的な知識だけでなく、わたしがどうやって「普通の」生活を送ろうとしてきたか、そしてそれがどういう結果になって今どんな努力をしているか、についてのわたしの想いに興味をもってくれました。

リハビリ中に、自分の人生について本にするということはぼんやりと考えたことはありました。ASDの仲間と出会い、サラとの講演が思いのほかいろんな人の役に立つということがわかったことで、本を書くことを本気で検討することにしました。自分がこれまでのようにアルコールや精神安定剤に頼るのではなく、自己理解を武器にして毎日奮闘していることを、常に自覚しながら生きていました。もし、わたしが経験してきたことが同じ境遇の人の役に立つなら、できるだけたくさんの人に伝えることが自分に与えられた義務ではないかと思うようになりました。

今のわたしは、心から幸せを感じており、鎮静作用物質のごまかしの力を借りる必要はありません。そして、アルコールという歪んだレンズを通してではなく、人生そのものをありのままに楽しむことができることに感謝する気持ちでいっぱいです。わたしと同じような苦しみを味わっている人たちが、わたしたちの体験とアドバイスを少しでも参考にして、よりよい人生を取り戻し、生きる意味を再発見してくださることを、わたしとサラは願っています。

第 1 章

ASDとアルコール

──その関係性

われわれがこれから取り上げようとする話題を理解するために、いくつかの基本的な用語を説明する。アルコール使用、アルコール症の定義などの概念を見ていく。また、ASDのどのような側面がアルコールに惹かれる原因となり、その後どのような影響が生じうるのかを見ていく。情報処理過程や社交不安症状の経験に焦点を当てたアルコール症者研究はこれまでも数多くあり、本章ではこれらの研究のいくつかを紹介しているが、それはこの分野における研究のほんの一部にすぎない。

　本書の編集に協力してくださった学識経験者や臨床医の誰もが、ASD特性とうまくつきあおうとしてアルコールを使用する人がいるということについては意見を一致させた。しかし、その証拠をどこに見出すかについて助言できる者はいなかった。というのは、臨床研究においてもその他の研究においてもこのテーマに関するものがないからである。バーニーやタンタムのように、アルコール症のASD者が多いことに言及している著者もいるが、詳細には述べられていない。ASDとアルコールについての支援従事者との個人的なやりとりの中で、「飲酒問題を抱えている人のほとんどはおそらくASDではないか」といった逸話のような意見を耳にすることはままあるが、その出所をさらに探ると、当たり前のこととして受け入れられているだけのようである。これは、その分野の人々が「知っている」あるいは決めつけようとする類の一つである。このテーマを研究するのは非常に難しく、おそらくそのために、誰も実像を明らかにしようとしてこなかったのであろう。われわれは必要に応じて、関連分野の研究例をいくつか紹介している。問題の本質と範囲を明らかにするうえでの障害となるものとして、以下が挙げられる。

・成人のASD診断が広く行われていない。つまり比較的最近になってASD（特にアスペルガー症候群）という概念が広く知られるようになったため、多くの成人が診断を受けていないままである。自己診断の人は、研究の対象とならない可能性がある。
・自身がASDである自覚のない人が多い。年配者や、おそらくアルコール自己治療法を利用して、自分の特性をなんとか受容し克服した人などは、とりわけ、ASDである自覚には無縁であろう。

・支援者の ASD に関する知識不足。アルコール問題に関わる支援者、一般開業医、その他の支援者が、ASD 特性をもつ人を「見分ける」ことができず、それゆえ診断や支援につなげることができないかもしれない。

・自覚があっても ASD であることを隠す。定型発達者と交流する職場や生活において影響が出ることを恐れて、自身の ASD を公言したくないと感じる人もいるだろう。

・精神的な問題（例：不安や抑うつ）を認めることに対するスティグマ。そういう問題は ASD と重なる部分があり（並存症）、ASD 診断のきっかけとなることがある。スティグマのために排除される、不信感をもたれる、あるいはしわ寄せがくることを恐れているかもしれない。

・アルコールが ASD の困難を隠蔽している。アルコールを使用することで ASD 特性をうまく隠し、支援が必要な人や不安と戦っているようには見えない人もいる。

・飲酒問題を認識できていない。自分が飲酒問題を抱えていることを公にしたくない、あるいはそのような自覚に至っていない可能性がある。

・国や社会によって、アルコールに関する文化的規範や対応（および何をもって「問題」と捉えるか）が異なるため、直接的比較が難しい場合がある。

・国や社会によって、ASD の診断・同定に関する文化的規範や対応が異なるため、直接的比較が難しい場合もある。

・単純な対処行動（勇気を奮い立たせるために飲む）として始まった戦略が、（効果ではなく物質そのものへの）依存症へと移行する。依存症に移行してしまうと、飲酒行動が元々の対処行動という動機ゆえのことなのか、ただ単に飲酒欲求の結果なのかを見定めるのが困難になってしまう。

・アルコール症発症後に個人の能力レベルを測定しても、アルコール症以前の能力を評価することは難しく、飲酒がどの程度影響したかも把握できない。アルコール症以前の能力レベルが「正常な」範囲にあったと仮定してしまうことがあるが、実際はそうとはかぎらない。

なぜアルコールなのか？

なぜ人は飲酒を選択するのか？　この問いへの答えは多岐にわたる。

・人は、社会集団の一員として、あるいは気分転換のために飲む。歓迎され受け入れてもらうために、現実を忘れるために、大胆で勇敢な気分になるために、不安や恐怖を感じないでいるために、その他多くの理由で、飲む。
・アルコールの脳への生理学的影響としては、社交上の抑制に関連する部位の減弱効果がある。簡単に言うと、アルコールによって人は、誤ったことをしたり言ったりするのをさほど気にしなくなる。
・アルコールは簡単に手に入る。（ほとんどの国で）
・ASD者の多くは遵法精神が非常に強く、法律を犯すことなど考えもしない。それゆえ、違法物質より合法的対処法を選択する。
・違法物質の入手には、ASD者がもちあわせないような人脈や社交力、そして機転と綿密さが必要になるだろう。アルコールを買うには、それらは不要である。
・アルコールは、社交上の緊張緩和剤（リラクゼーション剤）として認知され、使用され、浸透している。（多くの文化圏において）
・アルコールは比較的安価である。ASD者の多くは無職もしくは能力以下の職にあり、低所得者である。アルコールは入手しやすい物質なのである。
・飲酒は社会的に許容されているのみならず、社会的に期待されてもいる。非飲酒者は時に奇異な目で見られる。それゆえ、飲酒は他者に受け入れてもらう手段であり、「普通」のふるまいの証でもある。非飲酒者に対し社会は、飲酒に加わらないことに何らかの問題があるとみなすのである。
・テレビや映画などのメディアでは、パブやバーで楽しく過ごす人々（友人）の姿が強く描かれており、友人やパートナーとの出会い、社交の場として捉えられている。それに影響され、友達や社会的つながりを求める人が、それを実現する唯一の方法がパブやバーに行くことだと思い込むかもしれない。
・効果に即効性がある。

・感情表現がしやすくなる。酔った人は、喜び、悲しみ、怒りなどの極端な
　感情を、シラフの時よりも大げさに表現する傾向がある。
・アルコールは、不安を和らげ気分を高揚させる。(おそらく一時的であるに
　しても)
・お酒を飲むと受け入れがたいことも我慢できるようになる、という人もい
　る。

アルコール症──その定義

　男性の約12％、女性の約3％がアルコールに依存していると推定され、英国
では約380万人に上る。約90％の人に機会飲酒が認められ、アルコール関連疾
病のために政府が資金援助する病院の運営経費は、年間30億ポンド〔訳注：約
4.6兆円〕に上ると見積もられる（Addaction 2008）。

　アルコールに関するある大規模調査において、英国においては、男性の約
73％、女性の約60％が、回答日前の週に1回は飲酒しており（The Information
Centre 2007）、このことから、酒を飲むことは全く飲まないことよりも多数派
であるとわかる。酒を飲むことは、肯定され、それが当たり前だとすらされて
おり、それ自体は問題ではない。しかし、酒を楽しむことと酒を必要とするこ
とには紙一重だが違いがある。

　何をもって「アルコール症者」とするのか、それは「問題飲酒者」とは異な
る状態なのか、それとも別名で呼ばれている同じものなのか。それらについて
多くの議論や混乱がある。飲酒問題を起こす程度のアルコールを飲んでもアル
コール症には該当しないと考える人もいる。何をもって「過度である」とする
か、あるいは何をもって「問題である」とするかということすら、その定義は
非常に主観的であり、文化や個人の見解、その他多くの要因に左右される。自
分が全く飲まない人は、普段から酒を飲む人よりも、他人の飲酒量に関して異
なる判断を下すだろう。同様にいえることだが、昼食時にビールの中瓶3本程
度を飲むことが職場の常識となっている場合でも、別の人が見れば依存症のよ
うに見える。グッドウィンは、問題飲酒者とアルコール症者の違いは「アル
コールに対する脆弱性であり、それが彼（アルコール症者）を際立たせている

（2000, p.31）」と強調する。消費したアルコールの量や種類も、その人の問題の程度を知る信頼尺度にはあたらず、個々の飲める量と消費パターンだけ見ていては問題の程度を読み違えてしまう。

　アルコール症あるいは飲酒問題の人というレッテルを貼ることは、適切なサービスを受けられるようにし、その人のニーズに合うよう個別に組まれた治療や支援を確約することにおいてのみ有用である。しかしそれでも、「問題」の定義は何なのかをはっきりさせようとすることもまた、重要なのである。

　ロイスとスクラッチリー（1996）はアルコール症を「慢性原発性疾患または障害で、アルコールという薬物に習慣性や依存性をもち、飲酒をコントロールできなくなり、主な生活機能、例えば健康状態、仕事、家庭生活、友人関係、法律、信仰などに関連して支障をきたすことを特徴とする」と定義している。かれらはまた、原発性および続発性アルコール症の概念についても触れており、それはASD者にとっては有用性のある区別となるであろう。原発性アルコール症とは、原因にかかわらず、アルコール症そのものが治療を必要とする基礎疾患であり、続発性アルコール症とは、アルコール症が他疾患の一症状であるとされている状態である。後者は反応性アルコール症とも呼ばれることがある。これは一部のASD者が自閉的特性に対処するためだけに飲酒しようとして依存症に陥った場合などに当てはまるだろう。アルコール症は、続発性である可能性を常に念頭に置くことがとても重要である。もし何らかの重要な目的のためにアルコールが必要とされているなら、断酒をすればその必要性がはっきりとし、おそらくその人がどれほどのASD特性をもっているかが初めて表面化するであろう。この過程に、支援を要するのである。

　本書でASDとアルコールの関連性を明らかにするために、われわれは、アルコール症が原発性か続発性かについては区別せず、問題飲酒とアルコール症を、飲酒が原因で重大な問題が発生しているにもかかわらず飲酒を続けてしまうこと、と定義しようと思う。それは、問題の原因となっている行動を止められない、止めようとしないことに関連しているのである。

ASD特性──社会性の相違

　アルコール症とASDの関連性において、これまではアルコール症に目を向けてきたので、この先はASDの特徴や特性を見て、具体的に何が飲酒に結びつくのかを探ろう。

　ASD特性とは、さまざまな発達上の特性のことであり、個々人の能力の同領域にではあるが多彩な方法で影響を与え、個人差が大きい。ASDは、知的障害を伴うもの（古典的自閉症）からそうでないもの（アスペルガー症候群、特定不能の広汎性発達障害など）まで、知能レベルを問わず幅広くまたがる。ここでは、スペクトラムの端に位置する一般的に知的障害を伴わないASDに注目する。理由は単に、知的障害を伴う場合は日常生活支援を受けている可能性が高く、監視されずにアルコールに触れる機会が少ないからである。ASDは、おそらく遺伝的なものであり、生涯にわたり個人のコミュニケーション様式や外界との関わり方に影響を与える。ASD者が経験する困難は、人づきあいのある世界、変化への対応、計画と整理、非言語コミュニケーションなど、いくつか挙げるだけでも他者や外的環境を含む生活の全領域に及んでいる。さらに多くの人にとって、他者の存在と他者の期待、それこそがしばしば最大の困難となる。ASD者にとって他者とは、しばしば混乱を招き、矛盾をはらみ、予測不能で非合理的な存在である。残念ながら、他者とのやりとりやつきあいは、ほとんどの人にとって避けては通れない。同様に、感覚要因や環境要因との接触をすべて管理統制することも不可能であるため、外的要因に敏感な人がストレス反応に苦しむかもしれない。

> ASDの男性「他の人にとって簡単なことなんだろうけど、僕にとって、いつ、どこで、なぜ、どういった行動をとればいいのかということがわからないんだ。時々、人に関わってほしくない、自分のことなんて放っておいてくれればいいのにと思うんだ。そうすれば僕の人生はもっと過ごしやすくなるはずだ」

　ここでわれわれが主張するのは、一部のASD者は、感覚を麻痺させ、思い

通りにならない生活に対する不安と不満を抑える目的でアルコールを使用しているということである。この人たちは、自分たちにとって世界はひどく疲れさせるもので不可解なものであると感じると同時に、他の人たちにとってはそうでもなさそうだということを常に意識しながら生活している。人によっては、アルコールで、他者の存在や他者からの要望に対して柔軟で寛容になれるかもしれない（その人自身の要望が何にも勝るASD特性とは対照的に）。マットは、結婚生活や仕事の負担について書いている箇所で、このことについて触れている。自身の要望と他者からの要求の妥協案を見出し、求められたことをこなす、そのために飲酒する必要があることに彼は気づいたのだった。

　ASDであっても診断を受けておらず、自分にASD特性があることに気づいていないかもしれない成人が、今のところ多数いるであろうことは注目に値することである。特に、ハンス・アスペルガーの研究が英語に翻訳され、名前（アスペルガー症候群）が付けられたのは比較的最近のことである。そのため、早期診断と支援の恩恵を受けられるのは若い世代にかぎられている。こうした事情もあって、アルコールや薬剤を用いて（おそらく上手に）自己治療しているASD者が近年どのくらいいるのか、その現状把握はさらに困難になっている。かれらの中には、精神医療や依存症治療プログラムを受けにくる者もいるかもしれないが、多くの支援者がASDの知識をもたず、結果、社交不安やうつ病に分類されてしまうかもしれないし、あるいは単にアルコール症であると片付けられてしまうかもしれない。

　ASD者は他の多くの問題飲酒者やアルコール症者と同じ理由で飲酒しているが、その必要性の度合いは異なる、とわれわれは考えている。多くの人が、不安な時期にアルコールを使用すると報告するが、ASD者は、毎日一瞬たりとも気を緩められない強い不安と戦うために飲酒する。社交的にふるまうことは多くの人にとって難しく、人づきあいを円滑にするためアルコールを使用する人は少なくない。しかし、孤立や孤独を避けるためには社交の場に参加するしかないと悟ったものの、そういう場で暗黙のルールに気づけず、ちょっとした仕草や微妙なニュアンスの言い回しを理解できない人にとっては、アルコールが唯一の対処法かもしれない。興味深いことに、飲酒しないASD者は、社交を求められる状況にどのように対処しているかという質問に対して、そうい

う状況を単純に避けていると返答した。かれらには、社交関係をもたない、あるいはほとんどもたないといった孤立傾向があり、不安や憂鬱感、絶望感に苛まれていた。

　　ASDの男性「不安になると、人のことなんかお構いなしに断りもなく（パニックになっちゃっていきなり）、口を閉ざしたり、引きこもったりして、社会的な責任から逃げ出すことで対処するんだ」

　　ASDの男性「その場を避ける」

　マットのように、アルコールに頼って日常生活をなんとかやりすごしていた人は、人づきあいのある世界につながることができている。かれらはアルコールを使って「普通」になり、自分の特性があまり気にならなくなる。そうすることで、社交の場に留まり、友人やパートナー、仕事を見つけだすことができるし、社交スキルを練習し、ふるまい方を学んで周囲に溶け込むことに長けてくる。社交を求められる状況を避けるASD者の多くは、このようなつながりを得ることはなく、社交スキルを大幅に向上させることもない。このように、アルコールは、ASD者が本来もちあわせていない寛容さや柔軟さを引き出し、周囲に協調して受け入れられることを可能にする麻酔薬として働く。それは効果があるが、生命を脅かすようになるまでの期限付きである。詳しくは後述する。

　高名な女性著述家・教授であるASD者テンプル・グランディンは、初めてお酒を飲んだのは20代後半、実家でのことだったと回想する。ウイスキーをグラス半分ほど飲んでみて、自分がいとも簡単に依存してしまいそうになることに衝撃を受け、やめたのだと（私信2007）。ASD者の白黒思考は、場合によっては、飲酒を控えめにすることを難しくするかもしれない。なぜなら、かれらにとっては自分がしていることの度合いを調節するのはどんなことでも難しいからである。あるASDの男性はこのように述べている。

　　ASDの男性「少量のアルコールを飲むと、気分が上がって役に立つんだ。…アルコール症のためか、プラスなことがある時点で飲む量を抑えるのは難し

いよ。…それ以上飲み続けてしまうので、メリットはなくなり、さらにたくさんのアルコールを欲しがる、酔っぱらいの厄介者となってしまう」

　ASDは診断上、社会的相互交流、コミュニケーションと言語、思考と行動の柔軟性といった分野において、周囲の人とは明らかに異なっていたり、支障をきたしていたりすることを特徴とする。環境に対する過敏性は、ASDの種々の診断基準では特に言及されていないが、この特性をもつ者の大多数にとって当てはまる特徴だといわれている〔訳注：この特徴は、アメリカ精神医学会による『DSM-5 精神疾患の診断・統計マニュアル』（2013年発表）において、診断基準に包含された〕。飲酒習慣に関するアンケートの回答者たちに、ASDをもつことでの主な影響について尋ねた。以下は、診断基準という総称で一括りにされていても、ASD特性がいかに多様かを示す回答の抜粋である。

　　ASDの男性「人との交流が苦手で、人とのつきあいを避けたり、うつや無気力になったり、頑張ろうっていう気持ちが無くなったりしてしまうんだ」

　　ASDの男性「人が日常生活や仕事で何をしようとしているかを理解することは、一生難しいと思う。一種の隠遁生活みたいなものかな…自分の悩みや心配事に関して、長い間、ああでもない、こうでもないと考えてしまうんだ」

　　ASDの女性「私は、みんなが自分と話したくないと思っているのではないかと不安になると、よそよそしい態度をとってしまうことがある。予期せぬことに対処することが難しいの」

　　ASD男性の妻「私の夫は大勢で集まることが苦手で、人の気持ちを察するのが下手で、かんしゃく持ちで…」

　　ASDの男性「人生、人間関係、社会の仕組みを理解しようとするために、精神的に疲れ切ってしまうんだ。精神衰弱に過去3回陥ったけど、そのうち2

回はここ 5 年の話だよ。これまでずっと、抑うつ的な行動ばかりとってきたんだ」

ASD の男性「なんと言ったらいいかよくわからないな。マイペースに生きようとしてるんだけど、それでも、ストレスを感じたり不安に苛まれたりすることはしょっちゅうあるよ」

ASD の男性「最終的には、結婚生活が破綻し、仕事も辞めてしまったよ」

　ASD 者がこのような特定の分野で周囲の人とは異なったり、支障をきたしたりしうる例を以下にさらに示す。

社会的相互交流

・皆が直感的に知っているような社会的合図を読み取る能力の違い
・社会的に「間違った」ことを言ったりやったりするために、世間知らずで、要領が悪く、どんくさいとみられてしまう傾向
・他者の考えや感情、意見が自分のものとは異なる可能性があると認めることの困難さ
・対人関係の一般常識に従うことの困難と、その結果としてしばしば受ける嘲笑、攻撃、あるいは排除

　ASD 者は一般的に、暗黙の「ルール」に気づかないので、社交場面ではぎこちなく見えるかもしれない。社会的に不適切にふるまうこともあるうえ、自分の行動がなぜ他者を怒らせうんざりさせているか理解できないだろう。例えば、同僚の女性が最近何キロ太ったと明かしたり、個人的な話題について大声で話したりするなど。自分の視点でしか物事を見ることができないため、デリケートな話題を不快に思う人がいるとは考えないかもしれない。

コミュニケーションと言語

・非言語的合図、身振り、表情の読み取りにおける困難さ
・会話において、ユーモアや、行間、字義通りでない意味、それらの微妙な
　ニュアンスを理解することの困難さ
・非常に細かい指示を必要とし、大量の情報で混乱してしまう傾向
・正確なコミュニケーションが時にできず、その結果として発生する誤解、
　ストレスや仲間外れ

　ASD者にとっては、言葉を正しく理解することや、相手の表情に表れる感
情を正確に「読み取る」ことが難しい。かれらは、他者と視線を合わせること
に何の意味があるのか理解できず、そうしようとすると圧倒されるように感じ
るので、アイコンタクトに苦労する。かれらは、非常に堅苦しくて文字通りの
意味をもつ言葉を使って、実に正確な方法でコミュニケーションをとる傾向が
ある。また、かれらが理解するには、同じように詳細で正確な方法で情報を提
示してもらう必要がある。もし理解できないときには、その人は固まってしま
い、何をどうすればいいのかどのようにふるまえばいいのか、わからなくなっ
てしまう。その結果、自分は無能で愚かだと感じ、自信を失ってしまう。思考
は論理的で、意思決定は情動や感覚よりも合理的思考に基づいている。

思考と行動における柔軟性の欠如

・自分だけのルーティンや好みのやり方が必要
・限局した興味と会話の話題
・変化、多様性、不意打ち、偶発性の嫌悪
・硬い思考パターンで、新たな概念や因果関係の理解、企画立案、抽象的思
　考が困難
・柔軟性を許容する難しさ、そしてそのためにストレスや不安を感じ、自分
　勝手で他人に気をつかわない人だとみなされるといった社交上の支障
・白黒思考、つまりどんな状況でも一つ二つの選択肢しか眼中になく、人生

に「全か無」で対峙し、他の選択肢を考慮に入れたり、物事の程度を察したりすることが困難

　予測不能な状況やルーティンの変化に対応することは、ASD者にとって多大なストレスである。周囲の社会的相互作用を理解する能力が不十分なかれらにとって世界は混沌として非論理的であり、その世界で安心感をもち続けるために、安全で既知の状況やルーティンに固執するのかもしれない。結果、思考も行動も視野が狭くなり、自分にとって想定外であるような他者の視点や行動を考慮に入れることができない。例えば、毎日同じものを食べることに固執する、バスで同じ席に座ろうとしそれができないとイライラする、職場や家庭での変化に対応するのが苦しいなど。白黒思考があるため、非現実的な選択や見立てをしてしまう。例えば、恋愛をしている人は、その関係が完璧でなければならず、ちょっとした意見の相違も破局に向かうサインであって、それならば関係を解消すべきだと思うかもしれない。恋愛関係の他の良い側面を考慮することができないのだ。

感覚特性

・特定の音、におい、感触、身体接触などに対する許容範囲の狭さ
・特定の音、におい、感触、身体接触などに対する欲求と強烈な好み
・それらの刺激を許容できない、あるいは逆に刺激なしで過ごせないため、その結果としての孤立や引きこもり

　あまりにも感覚的ストレスの多い環境であればASD者はその環境を避けるだろう。というのも感覚入力に圧倒されて制御不能になるから。もし避けることができなければ（例えば職場であるため）、他の対処法をとるだろう。アルコールも、このストレスと混乱をなんとかするための選択肢の一つとなるだろう。人によっては、自分にとって難しいと感じる職場環境に対応するのが精いっぱいで、人づきあいあるいは余暇活動も同様に行う余力がなくなってしまう。というのも、ストレス要因一つひとつが積み重なり蓄積されるからである。その

人の残りの時間は、一人で過ごしその日一日の「充電」をすることに充てられる。

　これらの感覚に関する自分の特性に気づく（といってもたいてい他人の反応から知ることになる）と、不安、ストレス、抑うつが生じる。社会参加したい、独りぼっちになりたくないという願望から、前述のような社交上の地雷を踏むことのすべてが引き起こす不安を解消する手段として、アルコールを使用する人もいるだろう。

ASDと不安障害

> ASDの男性「ASDの人は大なり小なり失敗する可能性が常にあり、また人から認めてもらえないことで、孤立感を抱き、自分が何者かわからなくなってしまうんだよ。だから僕らが、憂鬱な気分や不安な気持ちになることは、当たり前のことなんだ」

　不安は、ASDを定義する診断基準には含まれていないが、上記の特徴からは一度不安やストレス、抑うつを経験するとそれらが強くなることが予想される。しかし、関連性を示すさらなる証拠はあるのか？

　ASD研究の第一人者であるトニー・アットウッドは、ASDの人たちにとっては、不安との闘いは日常茶飯事であり、中には社交不安障害を含む不安障害を発症してしまう人もいる、としている。最近の研究によると、ASD（アスペルガー症候群）の青年の約65％が、二次性の気分障害もしくは感情障害（うつ病や不安障害など）を抱えているとも彼は指摘する（Attwood 2006）。

> 社会恐怖、もしくは社交不安障害は、ASD（アスペルガー症候群）の人の症状として、比較的多いと予想される。特に、10代や成人期に多く見られ、かれらは社会生活を送るうえで混乱しており、失敗すると嘲笑にさらされるのではないかとより強く意識してしまう。（Attwood 2006, p.140）

　シュナイアーら（2002）によると、社交不安は対人的内向性を特徴とする他の障害と重なりあうという。かれらは、ASD（アスペルガー症候群、自閉症）と

アルコール症を、うつ病、摂食障害、社会的回避と並んで、対人的内向性を特徴とする障害として挙げている。バーニー（2004）もまた、ASDの人は、社交恐怖、パニック障害、強迫性障害などを含む、さまざまな不安症状を併発する傾向が強いと指摘する。

　　ASDの男性「僕はしょっちゅう不安になるんだ」

　　ASDの女性「何が起こるかわからないから、いつも不安になる。私は多くの感覚過敏をもっており、感覚的なルーティンでうまくそれに対処しているのよ（強迫性障害やトゥレット症候群に似ている）。自分がどんな気持ちなのか、自分が何を望んでいるのか、自分自身が分からないから、テキトーに判断してしまうの。人の輪に入れず、孤立しているように感じるわ」

　　ASDの女性「私は過去に、初めての場所に行ったときに、安心して一緒にいられる知り合いもいなかったから、パニック発作を起こしたことがあるの」

　興味深いことに、時に社交不安（社交恐怖ともいわれる）は青年期に初めて現れるとされる。それは、自分は社会的に「自立している」、そして「自分がどうふるまうかが友人や交際相手を惹きつける魅力を左右する」と意識するようになる頃である。ASD特性が特に目立ち、困難になる時期でもある。初等教育の安全な環境から、より複雑で変化に富んだ大きな世界である中等教育〔訳注：英国の教育制度は、5〜11歳の6年間が初等教育、11〜18歳の7年間が中等教育〕に移行するからである。さらに、思春期の始まりや体の内外の変化の時期とも一致している。
　ASDと社交不安障害が同じものであると示唆するものではないが、社交不安と診断された人の中には実際にASDをもちあわせている人もいるかもしれず、その場合対人的な不安を抱くのはもっともなことである。まさにこのような気持ちを抑えようとした結果が、人をアルコールに向かわせているのだろう。不安は社交不安障害に必発の特徴であるが、ASDの診断基準には含まれていない。たまたま多くのASD者に見られる二次的反応であるだけなのだ。自身

の社交手腕にはこれまでがっかりさせられっぱなしだと気づいており、ASD者がその手の失敗に対して恐れをもっているであろうことは不思議ではない。

　社交不安障害は公式に認知された疾患であり、『DSM-IV-TR 精神疾患の診断・統計マニュアル』（American Psychiatric Association 1994）などの診断マニュアルにも掲載されている〔訳注：最新版であるDSM-5-TRは2022年に改訂出版されており、社交不安障害の診断基準に大きな変更はない〕。社交不安障害がASDと異なる点は、必ずしも一生続くものではなく、発症は10代であることが多い点と、生来のコミュニケーション能力や言語機能に必ずしも影響を与えるとはかぎらない点である。しかし、孤立、不安感、低い自尊心、社交の回避といった結果に類似点が見られる。ガズィウーディン（2005）は、DSM-IVの記載に、ASD〔訳注：DSM-Ⅳの原文では広汎性発達障害〕が存在する場合、社交不安障害の診断を下すべきではない、とあることを指摘する。彼は、これは社交不安の症状がすでにASDの症状に他ならないことを意味している、と示唆する。ASD者も社交不安障害者も、「間違うこと」による恥ずかしさやきまり悪さを恐れて社交の場を避ける。あるASD成人が以下のように説明している。

　　「うまくいかない」ということ自体よりも、どうしたらいいかわからなくて「うまくいく」とはとても思えないことの方が問題なんだ。それは、そういう状況を何回も経験して、そんなもんだと思ってあきらめてしまうからなんだ。だから、くよくよ悩んでも仕方ないよ。（私信 2007）

社交不安障害の特徴としては、以下のようなものがある。

・他者と接近する、あるいは相互交流をするといった対人関係の不安
・他者からの批評や批判に対する恐れ、その結果周囲の反応に対する過敏反応
・特定状況の前に陥る恐怖やパニック、その後に引き続く、その出来事の再演・反芻
・震え、吐き気、心拍数上昇などの身体的症状

回避性パーソナリティ障害（Avoidant Personality Disorder: APD）として知られ

る関連疾患には、社交不安と重複する特徴が多く、両者の違いについてはさまざまな意見がある。APDは社交不安よりも重度で軽快しにくく、不安そのものというよりも特徴的な思考パターンが根本的な問題である、と指摘されている。APDの特徴として、以下のようなことが挙げられている。

・緊張感や恐怖感の持続
・自尊心の欠如、劣等感や不全感
・社会批判を受けることの恐怖
・身体の安全を守るための限定され制限された生活様式
・社交上の失敗や不適切さ、拒絶を恐れるがゆえの、すべての状況における
　対人接触の回避

アルコールと認知機能

　アルコール症者の認知機能に関する研究は数多くあり、その一部を以下に紹介するが、認知機能障害を示す者もいる。この研究調査の被検者がASDをもちあわせていたかについての言及はなく、かといって、アルコール症を発症する以前の認知機能がどのようであったかについての言及もない。

　飲酒前からすでに、表情や感情を読み取る能力において特性をもつ被検者がいた可能性も否定できない。かれらはおそらく、これまでの人生においてずっと他者との関わり方や他者のコミュニケーションを理解する能力に障害があったゆえに、飲酒を始めたのだろう。

　アルコールはその毒性によって脳の前頭葉にダメージを与えることが報告されており、この領域は、ASD特性を示す部位としても知られている。これらの研究で、アルコール症者とASDは重複している、あるいはアルコール症者にASDの傾向があると結論付けるのは単なる推測であるが、一部のアルコール症者に見られる特徴がASD者に多く見られる特徴であるというのは、興味深いことである。以下にほんのわずかであるが、アルコール症者の非言語情報処理機能についての研究例をいくつか紹介する。

・アルコール症者が他者の表情に表れた感情を読み取る能力を対照群と比較した研究（Philippotら 1999）。この研究では、アルコール症の被検者は、表情を読み取る際に多くの誤りを犯したが、かれらは自分が誤答したことやこの課題遂行の能力に欠けていることには気づいていなかった。この研究ではさらに、社交上の情報処理障害、ストレス、アルコール乱用を結びつけるモデルが示唆されている。

・アルコール症者の感情情報処理機能に関するさらなる研究では、「アルコール症者は感情を表現する非言語的行動の情報処理が特異的に障害されており、感情を正しく認識するのが遅い」と結論づけている（Foisyら 2007）。

・心の理論、ユーモアの理解、実行機能（いずれもASD者に影響する分野）に関して、アルコール症者を対象とした研究でも、同様の結果が得られた（Uekermannら 2007）。アルコール症の被検者には心の理論や実行機能に関連するユーモア理解の障害がみられた、とあり、このような障害は対人関係の問題を引き起こす可能性があると示唆している。

・また別の研究では、アルコール症者は、韻律（意味を決定する音声のイントネーションやリズム）を正しく認識する能力や、韻律と表情を照合する能力にも障害があることがわかった（Uekermannら 2005）。

アルコールと社交不安

・メンタルヘルス財団は、アルコールと精神的健康の関係についての総合報告書（『チアーズ？　アルコールと精神的健康の関係を理解する』）を編纂した。かれらは、「アルコールの問題と精神的不健康の共存はしばしばみられる」とし、「精神的健康問題をアルコールで『自己治療』するという考え方は非常によく知られ、文献的にも記載されている」と主張している（Mental Health Foundation 2006, p.5）。

・上記報告ではまた、以下のようにも言及されている。「われわれが飲酒する理由と過度の飲酒がもたらす結果は、われわれの精神的健康と密接に関連しており、ますます深刻になるアルコール乱用問題に対処する鍵とな

る」（Mental Health Foundation 2006, p.5）

・アルコール使用と社交不安（社交恐怖）に関するある研究によると、社交恐怖患者における問題飲酒の有病率と、問題飲酒者における社交恐怖の有病率はいずれも、一般人口より有意に高いとされている（Abrams ら 2002）。

・ある研究では、社交恐怖の DSM 診断基準を満たしている人を対象とし、アルコール症の有無での違いが検討された（Schneier ら 1989）。アルコール症者は非アルコール症者よりも社交恐怖が重度であり、非婚者である割合が高かった。16 例中 15 例で、社交恐怖の症状がアルコール症発症以前から存在しており、かれらのほとんどが社交恐怖の症状を自己治療するためにアルコールを使用したと述べた。この研究は、「社交恐怖はアルコール症の症状形成過程において、重要な要素となりうる」と結論づけている（Schneier ら 1989, p.15）。

・自己治療としてのアルコール使用を考察した研究では、社交不安のある人は、不安を引き起こさない課題（黙読）に比べて、不安を引き起こす課題（人前で話す）に取り掛かる前に、よりアルコールを多飲することが示された（Abrams ら 2002）。

・調査結果を一般人口に当てはめると、英国では 1200 万人もの成人が、よりリラックスするためにあるいは憂鬱な気分を晴らすために飲酒していると推定される（Mental Health Foundation 2006）。

・『チアーズ？』での調査によると、「不安を抱えている人は、『対処法』として飲酒しており、飲酒できないような社交の場を避ける傾向がある」ことがわかった（Mental Health Foundation 2006 p.7）。

・『チアーズ？』の調査対象者の 40％がアルコールで不安が和らぐと回答した。お酒が不安や憂鬱に効くと答えた人は、ほとんど毎日飲酒しており、飲酒をやめるのは難しいと答えている（Mental Health Foundation 2006）。

・社交不安障害者のアルコール症有病率は 20％程度である。一般人口における有病率は約 10％である（Thomas ら 2003）。つまり、社交不安障害のある人は一般人口の 2 倍、アルコール症になりやすいのである。

ASDとアルコール——その関連

　アルコールが不安を軽減するという見解は、1950年代から提唱されており、1956年のコンガーによる「緊張緩和理論」に端を発している。それ以来、この見解を発展させるために多くの研究が行われ、アルコールは確かに緊張を緩和させることもある、というのが総意のようである。さらなる研究は、アルコールの効果があった人は重度の社交不安を抱えていたと結論づけている（Youngら1990）がしかし、これは他の多くの変数に大きく左右されていた。社交の場を回避する、あるいはその場をうまくやりすごすために自己治療（アルコール使用）することが、社交不安関連の文献に明記されている。

・ASDと依存傾向との関連性に焦点を当てたある研究では、この二者にはASD者を依存症にかかりやすくさせるようないくつかの共通点があることが示唆されている（van Wijngaarden-Cremersら2006）。
・「アルコールは、特に複数の相手との関わりを苦手とする人にとっては効果的な安定剤となる。ASDをもつ人の場合、社交上の飲酒は窮屈であると感じることがあるので一人で飲む傾向が強まり、通常の社会的習慣の歯止めがかかりにくい」（Berney 2004, p.346）
・タンタムによると、ASD（アスペルガー症候群）にはうつ病、不安障害、そしてアルコール症などさまざまな精神疾患が併存することでも知られている（Berney 2004に引用）が、エビデンスは臨床的というより逸話的であり、今のところ信憑性に乏しい〔訳注：最近では、アスペルガー症候群以外のASDにもさまざまな精神疾患を合併することが知られている〕。
・『アルコール症、その事実』（Goodwin 2000）でも引用されているが、歴史家のギルマン・オストランダーは、アルコール症は個人主義者や一匹狼の特徴であるという理論を提唱している。アルコール症は、人生の早い段階で「自分は世界で独りぼっちだ」という感覚をもった人が発症すると述べている。そしてその感覚があるがゆえに、人との関わりの中で感情をありのままに表出することができず、アルコールの力を借りてしまうことになると確信している。これは、確かにASD者の人生経験に合致するが、そ

の理由は根本的に異なる。

・ASDと精神健康上の問題、不安障害やうつ病といった気分障害の間には高い相関関係がある。

・また、不安とアルコールリハビリテーション施設への入所の間には高い相関関係があり、入所者の約65％が不安症状を示している（Mental Health Foundation 2006）。

　小さな階段を一段一段昇るようにしてわれわれは、ASDから社交不安を経てアルコール症へと注目の焦点を移してきた。定型発達の世界で生き抜くための対処法としてアルコールを使用したASD者は、明らかにマットだけではないだろう。

　最後に、ASDの若い女性の言葉を紹介しよう。

　Q：あなたにとって、不安と飲酒は関係がありますか？

　A：そうね、酔っているときは、人が内心自分と話したくないと思っているんじゃないかとか気にならないのよ。普段は、自分が人前でちゃんとふるまえているだろうかということを常に気にしてしまって、それがストレスになっちゃうわ。酔っていると、見た目は人と変わらないようにふるまえて、本来の自分とは別人格になれるの。

まとめ

・アルコールは対人場面に伴う不安を解消する手段として広く認識されており、多くの人が対人場面での安心感を得るために飲酒をすると報告している。

・ASDは対人交流が苦手で、強い不安を抱えていることが特徴である。ASDの人の中には社交不安障害を抱えている人も少なくないと考えられている。

・いくつかの研究によると、社交不安障害を抱えている人はアルコール症を発症する確率が高いと報告されている。

第 2 章

子ども時代と青年時代

──ことの始まり

子ども時代

　ASDの子どもにとって、世界はとても混乱にあふれ、恐ろしい場所である。かれらはしばしば、安心と安全を感じるために一貫したルーティンを必要としており、とても幼い時期からストレスや不安を感じていることがある。ひらめきや直感よりも、知性に頼ってなんとかしようとする傾向があるため、周囲で今何が起きているのかを必死に理解しようとして、常に気が張った状態となっているかもしれない。その結果、肉体的にも精神的にも疲労困憊してしまう（Attwood 2006）。最もストレスになる環境の一つが学校であり、完全に登校拒否して切り抜けようとする子もいる。登校している子どもたちにとっては、家が唯一の休息場所かもしれず、学校で過ごして疲れた後には、自分の部屋で一人になりたい、何もせずにテレビを観ていたいと願うかもしれない。あるいは緊張感を解放するためのさまざまな行動をとりたいと願うかもしれず、それを子どもたちは一日中我慢していたのである。学校では好調であった自分の子どもが帰宅後に何もできなくなる様子を見て、どうして不調になるのかさっぱりわからないと述べたことのある親もいる。これは対人交流のためのエネルギーを使い果たし、家という安全な環境で再び充電する必要があるからだろう。

　ASDの子どもの間でも大人の間でも、いじめは日常茶飯事である。トニー・アトウッド（2006）は、ASD（アスペルガー症候群）の約90％が生涯を通じていじめられた経験があると述べている。これは驚くほど高い数字であり、たとえ子どもであっても、人はすぐそばにいるASD児者のコミュニケーションや対人交流における特性をいとも簡単に見分けることができることを示している。

　　わたしは小さい頃から、自分がかなりの不安を抱えていることは自覚していました（当時はうまく表現できなかったかもしれません）。世の中には、予期せぬ変化が起こり、とんでもない危険が潜んでいるという感覚が常にありました。これは、友人や家族の話から学んだことではなく、自分の周りの世界を見て感じていたことでした。母に連れられて学校に行ったときも、朝礼がとても怖かったんです。学校の講堂

で、大勢の生徒に混じって整列するということが心底嫌いでした。毎日、「朝礼はいつまで続くの？」と母親に同じ質問をしていました。母は「すぐに終わるわよ」と言って安心させてくれました。小学校に入学してから数か月間は、毎日、同じ質問をしていました。母はしつこく質問を繰り返しても決して怒ることなく、わたしから見ても、とても辛抱強かったと思います！

　毎朝がちょっとした不安や恐怖との戦いでしたが、自分でなんとかしようと努力していました。1968年に家を引っ越したので、当時7歳のわたしは、新しい環境、新しい学校に順応しなければなりませんでした。この頃のことははっきりと覚えています。クラスの中でリーディングは得意でしたが、ハサミを使ったり、紙とのりで物を作ったりするような作業はからっきしダメでした（今でも不器用なままです）。わたしの心はいつも恐怖と不安でいっぱいで、こういう状態がその後の子ども時代を通してずっと続くことになるのです。事実や数字を覚えることは得意でしたが、問題解決のための情報処理は、わたしにとって決して簡単なことではありませんでした。自分にこういう得意不得意があることは今までずっと意識していましたが、そのためにどんな気持ちになるかということを言葉にできるようになったのは、わりと最近のことです。

　わたしは、特定のことには詳しく、言葉をたくさん知っていてリーディングが得意なことは認められてきたかもしれません。しかし、「創造性」、つまり、オリジナルなものや新しいものを作り出すことに関しては、ひどく劣っていることを自覚していました。創造的なことを簡単にやってのける世間の人たちには、いつも驚愕させられていました。人から「頭がいい」と言われても、自分ではそう思えませんでした。たくさん暗記することはできましたが、わたしにとって「頭がいい」とは、何か新しいものを作ったり、問題を解決したりする能力でした。今も昔も、自分の思考回路に、いつも見えない足かせが掛かっているみたいです。何をしないといけないかわかっていても、それを行動に移すことはできませんでした。

興味関心

　ASDの診断基準の一部に狭い興味関心事への没頭が含まれており、本人が全身全霊を傾けて四六時中のめりこむほどのものである。これは、成人になってからも続く特徴だが、おそらく若いASD者の方がより顕著であろう。なぜなら、どんな興味深いこと（例えば電球の研究）があっても、時にはそれより他のことを優先する必要がある、そんなことを若いうちはまだ知らないのだから。特定のテーマについて幅広い知識を得たいと強く願う背景には、多くのことが制御不能に感じられる世界の中で、制御できる感覚を得たいという心理がおそらくあるだろう。知識追求はまさにASDの特徴で、テーマは思想よりも事実に基づくものが多く、曖昧な部分がたくさんあるものよりも明確な正解と不正解があるものが選ばれる傾向にある。このような興味は、一過性で数日、数週間、数か月で終わるものもあれば、時が過ぎても色あせることなく一生ものになることもある。多くの大学教授は、長年一つの研究分野において専門知識をもって情熱を注いでおり、かなりのASDの特性をもっているのではないかという指摘もあるのだ！

　　この時期、わたしが特別な興味（今ではASD特性の一部であると知っています）を向けたのは、ネルソン記念柱〔訳注：トラファルガー広場のモニュメント〕、好きが転じてネルソン提督自身〔訳注：ナポレオン戦争で活躍したイギリス海軍の提督〕、バトル・オブ・ブリテン〔訳注：第二次世界大戦時のドイツ対イギリスの制空権の戦い〕、恐竜（ただし、体高や体重や、どの時代に生きていたかなど、無味乾燥なデータ）、ツタンカーメン、ホラー映画でした。ホラー映画の中では特に、30年代から40年代にかけてのユニバーサル・スタジオの映画や、50年代から70年代にかけてブレイスタジオで製作されたハマープロダクション〔訳注：ゴシックホラー映画で知られる配給会社〕の映画に興味がありました。10代の頃、わたしは毎週土曜日にロンドンのウエストエンドに行き、当時イギリス最大の書店であったフォイルズ書店の映画コーナーや、グレートラッセル通りにある映画専門書店で一日中過ご

していました。ホラー映画に関する本を何時間も漁っていたのですが、それはまるで、特定の情報を得ることに取り憑かれているようでした。知識に飢えているようなもので、空腹を満たすために、情報を栄養としているかのようでした（いや、今でもそうか）。

　ホラー映画への関心が高まったわたしは、テレビで放映されたお気に入りの映画の音声をテープに録音し、脚本をすべてノートに書き写し、ホラーに関する膨大な書籍から得たクレジットを付け加えていました。それに、1年間にテレビで放映されたすべての映画について、放映時間、チャンネル、放映日などを日記に記したこともあります。でも、映画は見ようとはせず、ただ記録しただけなのです。

　わたしは、ブルックボンドティーについてくるカード〔訳注：イギリスの紅茶ブランドで、パッケージに1枚のカードが入っている〕をすべて集め、まとめて図鑑にしていました。

　両親は、わたしが興味をもつものに協力的でした。父は、金箔で覆われた表紙に「マシュー・ティンズリーのネルソン提督図鑑」と印刷された革製のまっさらな本を作ってくれました！　二人とも、わたしが興味をもつことを「マットのマイブーム」と呼んで、苦笑していました。それというのも、その時は情熱を燃やしていても、その後に別の興味に取って代わることを知っていたからです。問題を起こすこともなかったので、好きなようにさせてくれていました。

　10代の後半になると、セバスチャン・コーとスティーブ・オベットのライバル関係〔訳注：二人ともイギリスの中距離走選手〕に興味をもつようになりました。二人に関する新聞記事の切り抜きを寝室に貼りまくって、そのど真ん中に、苦労して手に入れたセバスチャン・コーのサインを据えました。二人の壮絶な戦いをすべて記憶し、二人に関する記事がないか、常に新聞や雑誌に目を光らせていました。

青年時代

　10代というのは、若者の誰にとっても困難な時期である。ホルモンが多く

分泌され、周囲の期待がのしかかり、人間関係図の目まぐるしい変化に翻弄される。ASD者は、他のほとんどの人たちよりも強い打撃を受ける。というのも他の若者と同じように身体的な影響を受けるだけでなく、友人関係やさまざまな変化に対応するためのストレスも加わるからであり、どちらもかれらにとっては容易ではない。初等教育から中等教育へ進級するというのは大きな変化で、自立が期待され自律が求められる。変化はASD者の誰にとっても好ましいものではないが、青年期には変化がつきものである。初等教育では一人の先生と一つの教室だったが、中等教育では複数の教師、迷子になるほどのはるかに大きな建物、授業ごとの新たな教室〔訳注：英国では教師ごとに教室が定まっており、そこに時間割に応じて生徒が移動する〕が登場する。学校は、これまでの3倍から4倍の大きさかもしれず、ASD者にとっては人との交流が一番の問題であることを考慮すると、新たに直面する中等教育においてのこの困難さは400％に増大するかもしれない。そのような若者が感じる戸惑いは、抑うつや引きこもりとして内に向かったり、あるいは、攻撃性や問題行動として外に向かったりするかもしれない。マットは、絶え間ないパニックと恐怖の感覚に立ち向かう自分なりの方法を見つけたのだった。

　相変わらず、何事に関してもわたしの不安はとても大きく、これといって説明できる原因は見つかりませんでした。10代に入ると、母のために処方されたベンゾジアゼピン系の安定剤が、わたしの極度の緊張をしばらくは和らげてくれるものだと知りました。わたしはこの薬に依存し、気づかれないように盗んでいました。母は重度のうつ病を患っており、父は休職中の母の世話に追われていたので、わたし自身特にしんどいときには、簡単に盗み出すことができました。不安を抑える方法としては、ミント味のキャンデーをなめることもありましたが、これは心理的には効果があったようです。また、子どもの頃からクロロダイン〔訳注：家庭用に飲まれていたクロロホルムとモルヒネの混合薬〕を飲んでいましたが、これは胃のむかつきを鎮める作用があり、強烈なムカムカや吐き気を抑えることができました。この薬にはモルヒネが含まれていることを最近知り、感覚を麻痺させる効果があ

ったのだと合点がいきました。

　わたしの中学時代は、当時国内で最も有名な合唱団の一つであった
ワンズワース・スクール少年合唱団に入団したことで、順調に運びま
した。この合唱団に入ったことで、1970 年代のインナー・ロンドン
の大規模校（わたしにとっては地獄のような場所）での生活を楽にする
ための重要な特権を得ることができました。というのも、休憩時間に
は音楽室にいることが許され、昼休みにはリハーサルが行われたので、
遊び場でありがちな無茶苦茶な扱いをほとんど受けずに済んだのです。
わたしはいろいろと理由をつけて、ほとんどの時間をリハーサル室と
いう「安全」な場所で過ごすことができました。また、わたしが在籍
していた頃のこの学校は、注目度の高いコンサートを数多く開催して
おり、昼休みにはずっとホールで練習をしていました。

　合唱団の歴史も、わたしにとってはとても興味深いもので、今度は
これがマイブームになってしまいました。合唱団の顧問宅を訪問して、
彼が保管していた合唱団の歴史に関する新聞記事を、すべて読ませて
もらったこともあります。自分が興味をもったことについては、ほか
の人にはどうでもいいように見えたでしょうが、わたしはたくさんの
情報を取り入れなければと感じていました。

　合唱団との出会いという幸運に加え、母から盗んだ抗不安薬を常用
していたことや、学校の中で能力的に上位に位置していたこともあり、
学校生活は予想以上にストレスの少ないものとなりました。

さまざまな活動と交友関係

　両親は、わが子に友達がほとんどおらず、遊びや趣味などの活動にもほぼ興
味を示さないことを心配しているかもしれない。そういった子どもは、パソコ
ンでゲームをしたり、リアルではなくバーチャルな交流をしたりしてほとんど
の時間を過ごしているものである。このような引きこもり願望は非常に強いた
め、自分時間と集中時間という極めて重要なニーズを奪うことなく、人との交
流を促進するようにバランスをとる必要がある。その人の興味関心は、他の人

にとって奇妙で強迫的に見えるかもしれないが、安心できる自室の扉で隔てた外の世界でどうにかやっていくために重要な役割を果たしているかもしれず、禁止したり奪ったりするべきではない（有害なもの、違法なものはこのかぎりではない）。望ましいのは、関心事に没頭できる次の機会がいつになるかがわかるように時間や都合に合わせて枠組みが設定され、一方で、ASD者がやるべきことをし、興味の幅を広げるよう手助けされることである。

　青年期の友人関係は幼少期のそれとは異なり、遊びには目が向かなくなって人間関係によりいっそう重点を置くようになる。これもまた、青年期のASD者にとって問題になりうる。集団が苦手なため、ASDの若者は一対一の友人関係を好む。なぜならASD者にとっては、一人ひとりの相手がそれぞれ全く違っていて、相手それぞれの社交上のふるまいを読み取るのに混乱し、努力の末に疲労困憊するからである。かれらは、自分の特性に上手に対処したり特性を隠したりできないために、集団活動でのけ者にされるかもしれない。

　学校の外では、テニスが共通の趣味の友人が何人かいました。それ以外の青春時代は基本的に、自分の部屋でクラシック音楽を聴くことに費やしていました。特に問題を起こすわけでもなく、家族に迷惑をかけることもなかったので、独りで過ごしても家族には何も言われませんでした。1975年のプロムス〔訳注：ロンドンで開催されるクラシック音楽コンサート〕でマーラーの交響曲第8番を歌ったことがきっかけで、わたしも父もこの曲に夢中になりました。父がレコードでかけていつも聴き続けたので、しまいには、この曲がかかっていることに誰も気づかなくなるほどでした。わたしも約1年以上、毎晩聴いていました（これもまた極端なハマりようです）。わたしは音楽に没頭し、外の世界を気にすることなく幸せに過ごしており、普通の生活に参加しないことで何かを失っているかもしれないということにも無頓着でした。わたしはある意味で幸せでした。しかし、いま思い返すと、学校の同級生とは違っていたことや、数人の友人を除いては親密な人間関係や社会的なものに興味がなかったことが、普通じゃないことはよくわかります。

青年時代の飲酒

　青少年司法委員会による2001年の調査が政府のウェブサイト「ワイアド・フォー・ヘルス（Wired for Health）」で引用されており（Department of Health 2007）、そこでは80％以上の若者が11 〜 16歳の間にアルコールを試したことがあると報告している。13歳になると、酒を飲む人が飲まない人を上回る（Balding 2000、ウェブサイト「ワイアド・フォー・ヘルス」より引用）。15 〜 16歳になると、女子の33％、男子の39％が「いつも飲んでいる（常用飲酒）」と答えている（Mental Health Foundation 2006）。若者は飲酒の理由として以下を挙げた。

　・大人っぽく見せたい、自立したい
　・好奇心。挑戦したい、実験したい
　・人の期待に応えて。仲間や大人の行動をまねしたい
　・家族が飲んでいるから

　マットはこれらの理由で飲んだわけではない。社会に適応するためには、他のみなと同じようでありたいという願望と同じくらい、他者の視点に立つ能力と、他者の視点が自分の視点よりも重要だと理解する能力が必要である。これらの能力は、ASD者にはほぼ発達していない。マットは、他の若者に比べて常用飲酒の始まりは遅かったが、一旦飲み始め、それが不安や恐怖をうまく紛らわせる手段であるとわかると、飲酒をやめることができなくなり、やめようともしなかった。飲酒は、彼にとって社交を求めての活動ではなく、周囲の人が体験している世界を体験するための手段であった。要するに、アルコールはマットを「普通」にしてくれたのである。この時彼は、なぜ他のみなは自分ほど飲んでくれていないのかと困惑したと話している。彼は、他の人も自分と同じレベルの不安を経験しているはずだと思い込み、その不安から解放される喜びを同じように感じるだろうに、と勘違いしていた。非ASD者は比較的容易に他人と交わることができて、自分の周りをとりまき刻々と変化し続ける対人交流上の状況を読むこともできるため、日々の日常生活にそれほど強烈な影響

を受けることはないということに彼は気づいていなかったのである。

　10代の頃は、大人がいないときに友だちと一緒に何度か飲んだことはありましたが、お酒には全く興味がありませんでした。本格的にお酒を飲み始めたのは、19歳で語学を学ぶために大学に入学してからです。学生生活は全くわけのわからない世界でした。わたしはロンドンで学んでいたので、在学中は実家で両親と生活していました。実家を出てほかの学生とアパートをシェアするなんて考えは、全く浮かびませんでした。実家の方が断然気楽ですし、何のために引っ越すのか、どう考えてもわかりません。

　わたしがアルコールを精神安定剤として多用するようになったのは、勉強のストレスや、もともと苦手としていた集団生活のストレスが原因だったのではないかと思います。わたしは、講師からの質問に答えられなくて立往生するのではないか、講義中の簡単な指示も理解できないのではないかと恐れ、常に緊張を強いられていました。自分がとんでもない間抜けのように感じられ、それがばれて恥をかかされるのではないかという恐怖感が、大学生活に暗雲のように立ち込めていました。恋人と飲みに行くことはあっても、ほかの学生と交流することはありませんでした。勉強が終わったら、パートナーに会う予定がないかぎり、まっすぐ家に帰っていましたし、家ではあまり飲んでいませんでした。しかし、大学生活に慣れてくるにつれ、昼休憩にお酒を飲んでもいいと思うようになりました（それまでは考えもしなかったことです）。午後からの勉強ははるかに楽になり、講義を苦痛に感じないようにする方法を見つけたことで、かなりの幸福感を感じていました。とんでもなくやっかいな緊張感に対処する合法的な方法を見つけることができ、集団の中に目立たず紛れ込むことができたので、心の中でひそかに喜んでいました。昼休みにビール中瓶1〜2本、たまに大学の帰りにもう1本飲むことはあっても、家で飲むことはほとんどありませんでした。自分でお酒を買って家で飲むという考えは、大学を卒業して就職するまではほとんどありませんでした。

まとめ

・ASDの特徴は、不安が高く、さまざまなことを心配する傾向が幼少期から顕著にみられることである。

・ASDの人は10代の頃に自分と他者との違いを意識し始め、不安な気持ちが強くなることが多い。

・仲間の期待に応え、社会に溶け込むためにお酒を飲むことは10代の典型的な行動である。

・ASDの若者は、アルコールが不安感を軽減し、対人交流を容易にするということに気づくことがある。

第 3 章

大人の世界
──友人とか恋愛とか

友人関係

　ASD者は精神的成熟度が年齢のわりに低いといわれることが、時々ある。確かにこのことは、マットが十分に自覚している特徴だと私にはわかるし、マット自身が自分の精神年齢は14歳くらいのままだとはっきり述べている。ASD者が同年代との交流を苦手とし、自分より年上か年下の人たちと一緒にいることを好むのは珍しいことではない。これは、異年齢には同年齢の友人とは異なる力関係があるからであろう。年上の友人は年下に寛容であるかもしれないし、ASD者が特定の話題に関してもつであろう高度な知識を高く評価するかもしれない。そして、「かっこいい」かどうかをあまり気にせず、ありのままのその人とつきあってくれるかもしれない。年下の友人は、ASD者を尊敬して立ててくれるかもしれない。ASD者にとってそんなことは人生初であろう。もし長年にわたるいじめや仲間外れを経験したことがあるなら、尊敬される人になる機会はなんともいえず嬉しいものだろう。ASDの多くの人が、友人関係や恋愛関係をもちたいと切に望むが、「暗黙のルール」を理解しこの世界に参入することに苦労している。周りの人がやるようには自分はできないと気づいて数々の失敗から孤立してしまうと、ASD特性をもつ人の多くに抑うつや不安が引き起こされる。社会参加に挑んでそれを押し進めていくために、アルコールに頼る人がいても不思議はない。多くのASD者は、生活の中で全くもって孤立し孤独なままであり、社交という戦いの舞台を突き進むことができない。これはかれらの生活のあらゆる分野への連鎖反応も起こす。調査によると、友達のいない子どもは、大人になってから精神的健康発達における問題を抱えるリスクがあるかもしれない（Hay, Payne and Chadwick［Attwood 2006に引用]）。子どもの頃に他人との接触が少ないことはまた、大人になってからの人間関係を築く能力にも影響するだろう。というのも、こじれた後の関係修復、信頼づくり、気持ちの分かち合い、所有物の共有などの基本的なスキルを身につけてきていないからである（Attwood 2006）。

　　　ASDの男性「毎月、毎週、毎日、決まって会うような友人はいないよ。グループで出かけることもないし、誘うこともないんだ」

　ASDの男性「正直なところ、僕には友だちはいないんだ。知り合いは何人かいるよ。だけど、心の底から『友だち』といえるような関係の人はいないんだ…。どうしたら友人関係をつくれるのかわからないし、友だちをつくろうとして失敗し傷つくことのほうが、友だちを得られるメリットよりもはるかに上回るんだ」

　ASDの女性「私は普段、自室で一人過ごしているの。人づきあいの多くはインターネット上だけよ」

　わたしは子どもの頃、友人がほとんどいませんでしたが、数少ない友人とはとても仲良くしていました。一緒にいた時間のほとんどは、サッカー、テニス、ボウリングをしたり、休日に友人の家族と一緒に出かけたりしました。中学高校時代に親しくなったのは、ほぼ、入学当初に加入したエリート合唱団の仲間たちだけでした。しかも、とても仲良くなる友人はたいてい自分より年下でした。それは、同級生よりも話が合ったからです。パーティに行くことはほとんどありませんでした。「楽しみ」といえば、スポーツやゲームをしたり、音楽を聴いたりテレビを観たりすることばかりでした。

恋愛関係

　ASD者の恋愛関係について、いくつかの研究や著作がこれまでにも発表されている（Aston 2003; Hénault 2006; Hendrickx 2008; Hendrickx and Newton 2007; Stanford 2003）。ASD成人の多くは生涯にわたって恋愛関係をもたないが、中には恋愛関係をもつ人もおり、時にはそれが成功する。マットは、もしアルコールの力で融通が利くようになり自分本来の硬さがとれた状態になっていなければ結婚できていたかどうかは疑わしい、と語っている。

　子ども時代にかぎられた友人関係しか築けず、常にいじめや仲間外れを経験してきた人にとっては、好きな人に声をかけるだけで強いストレスである。かれらにはパブやその他の社交場に一緒に行くような知り合いがほとんどいない

ため、新しい人との出会い方を知らないだろう。多くのASD者はインターネットのおかげで、オンラインフォーラムや特殊な興味関心事でつながるグループサイト、出会い系サイトを通じて、人とのつながりをもつことができるようになったのである。

> ASDの男性「インターネットでの出会いは理想的な手段だよ。事前に品定めができるし、初めのうちはほとんどが匿名のやりとりだから、ふるまい方や話し方がどんくさかったり容姿が不細工だったりしても相手には気づかれないので、即フラれる可能性は低くなるよ」

　恋愛関係をもってみようと試みる人の多くは、相手からの要求や期待に応えるのが難しいと感じている。独り身の時と同様の生活を続けたいと願うが、今はもう交際相手がいることで以前とは状況が違うんだと指摘された途端、身構えてしまう。ASD者は、共感する力や他者視点をもつ力に障害があるといわれており、共感や妥協の概念理解に非常に苦心する。ルーティンや見通しを求めることが問題になることもある。例えば、決まった時間に食事をしなければならない、特定の食べ物しか食べない、あるいは予告なしに人が立ち寄ると対応できない、そのような場合は、問題だろう。交際相手の登場によってASD者の生活は全く様変わりしてしまい、さらなるストレスや不安がもたらされるだろう。
　新たにできた交際相手の要求に応じようとしたり、場合によっては、自分の特性や癖が一般的ではないとわかっているためにそれらを隠そうとしたりして、ストレスで飲酒行動に向かうかもしれない。これは、恋愛関係において大問題であろう！
　しかし、このような経過は不可避ではない。本人も交際相手もともにASDをよく理解し、互いの世界観の違いを受け入れることができれば、ASD者も良い恋愛関係を作ることができる。

　10代の頃は狭い交友関係でしたが、そのほとんどが今でも友人でいます。恋人を探すことは、ちっとも興味がありませんでした。率直に言って、何をすればいいのか、どこを探せばいいのか、どうふるま

えばいいのか、さっぱりわからなかったので、女性とつきあうという考えを頭の片隅に追いやってしまっていました。この時点では、女の子と出会うためのよくある場所（クラブ、パブ、バーなど）には、何の魅力も感じませんでした。

交際相手——何に惹かれ誰を選ぶか

　ASDの人たちは、交際相手候補の選択基準が一般の人とは少し違うというエビデンスがある（Hendrickx 2008）。研究のために質問を受けた人の回答の中で多かったものの一つは、交際相手候補がASD者に示す関心の高さが、初対面で交際相手候補に対し魅力を感じるかどうかを左右するというものだった。これにはいくつかの理由があるようだ。

・自尊心の欠如。つまり、誰かに好意をもたれたり、自分に好意を示していない人を追いかけたりする権利は自分になどない、とASD者は思っている。
・拒絶や嘲笑への恐れ。つまり、自分の興味を表明すると、拒絶されたり笑われたりするかもしれない。
・論理的感覚。つまり、自分に好意をもっていない人を追い求めるのは無意味で時間の無駄であるように感じる。

　その他、初対面の相手を魅力的に感じる重要な要素として挙げられているのが以下である。

・知性
・興味関心の共有
・特定の身体的特徴（特に髪型）
・社交上、間を取りもって相互理解を促してくれる能力
・長けた生活力
・意欲
・将来性

・否定的なストレス要素をもたないこと

　ASD者に惹かれる人のタイプは、次のいずれかであると報告されている。非常に共感性が高く面倒見のいい人。あるいは、ASD特性を同じくらい強くもっている人、さもなくば風変わり、その他何らかの形での神経多様性（ニューロダイバーシティ）をもつ人（Grandin 2006）。

・共感的な交際相手は、恋愛関係において世話役、支援者役を担い、かれらのパートナーが日々の生活において非常に困難を感じていることを理解している。ASD者は傷つきやすく、子どもっぽくみえるところがあり、左右対称で天使のような顔をしていると言われ、それが魅力のゆえんである（Attwood 2006）。共感的な交際相手が高いレベルの情緒的、直感的な対応を求めた場合、ASD者にはそのような概念がないため、明確に指示されないかぎり問題が生じるであろう。ASD者には思いやりのある言葉かけや身振り手振りやスキンシップを用いた気づかいの表現が少なく、そのため共感的な交際相手は、ASD者に愛されていないと感じるかもしれない。ASD者であるパートナーが愛情表現を示していても、それは独特な方法なので、その特性を知らない交際相手は気づけないかもしれない。そのため、お互いの真意を誤解することになり、どちらもフラストレーションをためることになりかねない。

・風変わりかあるいはASDの交際相手は、ASDパートナーという同類の思考回路を自然に理解できるかもしれない。こういう交際相手は独特の情緒的サポートを求めたり、思考がかなり論理的だったりするので、ASDパートナーの苦労がわかるのだ。共通の趣味をもつかもしれないし、対人関係の中で仲間外れにされたり気まずく感じたりした体験を共有して連帯感を覚えるかもしれない。このような交際関係は成功することが示されている（Hendrickx 2008）。

　　最初の恋人との出会いは、地元の公立女子校で行われていたオックスブリッジ〔訳注：オックスフォード大学とケンブリッジ大学の総称〕入

試対策の授業に招かれた時でした。わたしは授業中に何度か彼女と議論を交わしましたが、彼女の知性にとても惹きつけられました。常々、わたしを惹きつけるのは、相手の女性の内面だと主張してきました（外見は二の次で、いや、もちろん多少は気になりますが！）。わたしは、知的レベルで意気投合できる女性に憧れます。それができなければ、恋愛には興味ありません。わたしたちは1年間つきあいましたが、彼女がオックスフォードに行って、そこにいる人とつきあい始めたことで交際が終わりました。

交際が終わって、わたしは途方に暮れました。唯一の恋愛のチャンスを失ったと思いました。わたしはこれが、多くの人が一生の間に耐えなければならないこと、つまり恋愛関係がありきたりな結末を迎えただけだということを理解していませんでした。この恋愛が恋人をゲットする唯一のチャンスだと信じていました。これはASDにつきものの白黒思考の典型的な例だと思います。

失恋後の半年以上は喪失感から立ち直れず、乗り越えられそうだと感じたのはそれから1年後でした。次の交際相手は、大学で知り合った8歳年上の社会人学生でした。いつものことですが、相手に引っ張ってもらって恋愛関係を進展させました。これはわたしの恋愛関係の特徴であり、とても受け身的な性格がよく表れています。この交際関係のおかげで大学時代を乗り越えることができたといっても過言ではありません。交際相手はとても世話好きで、能力も高く、いろんな不安を辛抱強く聴いてくれて、わたしのさまざまな奇癖を気にしませんでした。実際に、世話をしてもらうのがよくあるパターンでした。どの交際相手も、わたしのルーティンや関心事に魅力を感じ、「母性」を刺激されたのだと思います。自分がASDのような「特性」をもっていようとはこれっぽっちも思っていなかった当時のわたしは、このようなパターンに気がつきようもありませんでしたが、後になってみて初めてわかりました。

当時の恋人のおかげで、学位取得のための1年間の海外留学などの試練を乗り越えることができました。その間、フランスとイタリアの

両方に住み、語学を学びました。同じ大学で学んでいたこともあり、彼女が近くの町に住んでいるときには会いに行くこともありました。わたしがネイティブに混じってフランス語とイタリア語を学ぶなんていうことは、指導教員は期待していなかったと思います。実際は、部屋に閉じこもったり、街を歩き回って店のショーウィンドウを見たりするばかりで、知り合いを作って言語の勉強に没頭することなどありませんでした。しかし、母国の情報を得るために何時間もかけて探した英字新聞に加えて、外国の新聞もかなりの時間をかけて読みました。

　イギリスに戻って1年間は恋人と一緒に過ごしましたが、けんかが絶えなかったので別れました。その理由の一つはおそらく、誰かのために自分の時間を使わないといけない重圧を感じずに、必要なだけ自分の時間を自分のために使いたい欲求によるものだったと思います。この性格は、自分の中に今でも強く残っていると重々承知していますし、これからも変わることはないでしょう。

アルコールと恋愛関係

　恋愛関係との関連で飲酒量が増える可能性を高くするかもしれない要因がいくつかある。これらはすべての恋愛関係に共通することであるが、ASD者はこだわりが強かったり社会的理解がかぎられていたりするために、非ASD者と同じほどにはこれらの要因を許容できないだろう。

　恋愛関係において、飲酒傾向を強める可能性がある問題を以下に挙げる。

・ルーティンを妥協する必要があり、自分を落ち着かせる活動ができなくなる。
・自分の好きな活動を自粛する必要があり、特別な趣味に費やす時間がほとんどなくなる。
・交際相手が望む活動をしなければならず、ASD者にとってやりたくないことをやるのは、困難で苦しくなる。
・交際相手のニーズを汲み取ろうとする術は、ASD者に自然に備わっていない。

・一旦交際相手のニーズを知り得たなら、そのニーズを考慮しなければならない。
・自分時間と自分スペースを諦めなければならない。
・ぶつかり合いや意見の不一致がある。批判はASD者の多くにとって受け入れ難く耐え難いことである。
・予期していない感情反応に対応するとき、交際相手が期待するように「正しい」やり方で反応する必要がある。
・要求と期待に応じる必要がある。交際相手の要求に従うことで、個人の自由や、自分用のルール、自分領域（侵されたくない空間）、許容される行為の範囲が狭くなる。
・生活空間や所有物を共有しなければならない。
・交際相手に対し、そして子どもたちの成長に対し責任を負っている。
・仕事といった他の負担に加えて、恋愛関係をうまくやるために力を注がなければならない（これは積もり積もった影響をもつ）。
・関係の終わりに直面せねばならない。

　　長い間、わたしの飲酒量は、自分としては危険とは思えない程度に落ち着いていました。本格的にお酒を飲むようになったのは、1984年、22歳くらいの時に初めてまともに働き始めてからだと思います。その頃、最初の妻となる女性とつきあい始めました。わたしたちは大学で知り合い、友人になっていました。それまでの恋人と別れたのをきっかけに、つきあうようになりました。彼女もまた、メンサ〔訳注：全人口の上位2％のIQをもつ人たちの団体〕のメンバーである優れた知性をもった女性で、この時もわたしは彼女の外見よりも内面に惹かれたのかもしれません（もちろん、彼女のルックスもとても魅力的でしたが！）。彼女はとても洗練されて、規律正しい人で、法律関係の秘書の仕事に就いていました。これもまた、いま思えば、わたしにとっては理想的な関係でした。意識して考えたことはありませんでしたが、現実的な「世話をしてくれる」人だったからです。休暇旅行に出かけたときは、すべての手続きを引き受けてくれましたし、一緒に

アパートを買ったときには、彼女が家事をだいたいこなしていました。

　次第にわたしには、仕事と家庭を両立させることがとても難しくなってきました。職場では社交的であろうとするストレスと、二人はおろか一人で住むにも手狭なワンルームでの共同生活のストレスのため、飲酒量がどんどん増えてしまいました。

　さらに、購入したアパートのローンが高額だったため、経済的なストレスも加わり、不安な日々を過ごしていました。フェイマス・グラウス・ウイスキーのボトルを買って、バッグの中に常に潜ませておくようになりました（このウイスキーの匂いはとても悲惨な時を連想してしまうので、今ではもう耐えられません）。これでだいたい１～２日はもちます。恋人が仕事に出かけると、スコッチをワイングラスいっぱいに注ぎ、氷を数個入れます。テレビを観ながらチビチビ飲むと、歯を磨き、アフターシェーブローションを身にまとい、ミントキャンディをたくさん食べて、朝の出勤時の酒臭さを消していました。職場に着くと、みんなのためにコーヒーを買いに行くことを口実に、近所のカフェに行くまでの５分間に、ラガービールを半分飲んでいました。昼休みには強めのラガービールを２杯飲み、仕事が終わって家に帰る途中のパブで、仕事仲間と一緒に飲むこともありました。これがわたしの知るかぎり、最も簡単な人づきあいの方法でした。また、ポケットにウイスキーやブランデーの小瓶を入れてウエストエンドの街をそぞろ歩き、誰も見ていないと思うと、その小瓶を一気飲みしていました。

　この時代にすごくストレスを感じていたので、その後何年もの間、家族に会いにウィンブルドンに行くときに、ロンドン地下鉄のディストリクト線を使わないようにしていました。ディストリクト線は当時の不安、不幸、憂鬱を強く連想させるので、時間がかかっても本線やバスを使った複雑なルートを選んでいました。それから20年近く経った今でも、この路線を利用すると胸が痛みます。

　結局、一度は別れ、その後結婚しましたが、うまくいかなくなりました。わたしたちの関係には、何のつながりもなくなり、別々の人生

を歩み始めることにしました。当時のわたしは、喪失感や絶望感があっても、酒に酔って忘れたり、強いシードルやウイスキーを飲んで紛らわせたりしていたので、この別れもあまり気になりませんでした。

　わたしは家を出て友人の家に１か月間滞在した後、最終的には、仕事で家にいないことが多い弁護士の家に部屋を借りることになりました。ここでしばらくアルコールを控えることができ、２番目の妻になる女性と職場で知り合って交際を始めました。自分や最初の妻にとってうまくいかない今までの関係に終止符を打つ決断をしたことで、心の底からの安心感を得ることができました。さらに、寝室を共有しなくて済むことは、長い間経験しなかった喜びでもありました。自分が他者とは異なる独立した存在であるという感覚が、大きな安心感を与えてくれました。この感覚が、わたしにとっては非常に大切だということを今は理解できます。結婚していた時に良くも悪くも感じていたような、妻の幸せに対して責任を負うことはもうありませんでした。アパートをシェアしていた弁護士は、とても良い友人になりました。人生に圧倒されそうになったとき、問題解決の手助けをしてくれたり、見通しを立ててくれたりする彼を頼りにしました。また、アルコールの摂取量についても、自分なりにコントロールできるようになってきたと感じました。ビールは相変わらずたくさん飲みましたが、蒸留酒の量はかなり減りました。わたしは自信をもって新しい恋人に飲酒問題があることを伝え、交際を無理に続けなくてもよいという選択肢を彼女に与えました。実際には、わたしたちの関係はその後10年間も続くことになりました。

　いつものように、つきあうことを検討する前に、ゆっくりと相手との距離を縮めるというやり方をしました。それは、彼女を遠巻きから眺めるかのように観察しながら理解を深め、彼女の素性を確かめるためでした。わたしは、いつもそうしてきました。気軽なデートや短期的な関係には興味がありません。長期的な未来のない関係で妥協するくらいなら、自分のことをしていたいと思うからです。誰かとつきあう前に、その関係が長続きするか、少なくとも長続きする可能性があ

るのかを知る必要があります。わたしは、交際相手を自分の世界の中心に置く傾向があります。実際、ASDと診断を受けてから、この特性でどうやって交際関係を乗り切るのかとよく聞かれました。わたしはこう答えます。恋人が自分にとって「特別な興味や魅力」の中で独自のカテゴリーとなっており、彼女の恐れ、弱み、好み、やり方などをできるかぎり知るようにしていると。何か月も前に彼女が言った、好きなものや欲しいものついての何気ないコメントを覚えていて、それが何であれ、自分の能力のかぎりを尽くして調達し、揃えようとします。

　前述したように、妻は家事を担当していました。すべての請求書をフォルダーに整理し、支払いが滞りなく行われるようにして、家事全般を円滑に行っていました。生活能力に欠けるわたしが家事を任されたら、大惨事になりかねませんでした。しかし、今では、ある程度のことを果たせるようになったと思います。わたしの問題点は、先回りして計画を立てなければならない状況を予測できないことで、それはいつ大問題を惹き起こしてもおかしくありませんでした。

　わたしの恋愛全般における大きな問題の一つは、恋人の心配を真剣に受け止めなかったことです。自分たちの交際やわたしの飲酒に関する、どんな都合の悪い問題も無かったことにしていました。アルコールのおかげで、飲酒していることを咎められても恥ずかしさや嫌気を感じることはなく、罪悪感や自己不全感を隠すためにさらに飲酒していました。恋人が苛立っていても、わたしが彼女たちの哀しみを自分の心に刻むことはありませんでした。これは、心の理論〔訳注：他者の心を推論する能力〕の問題だと思います。わたしが問題ないと感じているのであれば（アルコールのおかげでそう感じるだけだとしても）、相手が問題を感じているということがありえるでしょうか？　今にして思えば、これは仕方のないことでした。自分が何の問題も感じていなければ、相手が哀しみや悩みを抱えているなんて思いもよらなかったのです。

　わたしが怒りについて抱えていた問題は、心の中に強烈な怒りがあ

って、それを外に出すことができないことでした。感情のスイッチを切りたいのです。リハビリ中にわたしの怒りについて質問され、それまで明かしたことがないことをカウンセラーに話しました。怒りを抑えずに全部出してしまうと、部屋の中で自分がバラバラになってしまうような気がしました。怒りのあまり、壁を攻撃したり、骨を折ったりしかねないくらいの勢いでした。人が一緒にいるときには、人でなくモノに怒りをぶつけるために、壁を何度も殴ったこともあります。自分をコントロールできなくなったときの最終手段は、鋭利なナイフで自分の顔を切り刻み、怒りに任せて自分を痛めつけることだと思っていました。いつもそう思っていましたが、話したことがあるのはリハビリ施設だけです。ここまで追い詰められたことはありませんが、自分をコントロールできなくなったときのために、常に選択肢としてもっていました。

　妻となった人たちは、わたしがアルコールをやめる可能性がほとんどないことを知っていたと思います。それなので、まだ交際関係を続けるに値する間はつきあうことにしたのでしょう。2番目の妻は、「酒を選ぶか妻を選ぶか」という最後通告を出しましたが、わたしは答えられませんでした。それがすべてを物語っています。酒のない人生も妻のいない人生も考えられませんでしたが、今ではまさにそれが現実です！

自分時間と自分スペース

　ASD者にとってのもう一つの問題は、かれらがなんとか生活し交際相手の要望に応じていくためには、ある程度の長さの自分時間を定期的に確保する必要があるということだ。このため、交際相手は非常に拒絶されているように感じ傷つくかもしれない。というのも、それは個人的な侮辱ではなく人に関わるすべてから逃れたいという欲求であることを、交際相手が理解していないからである。ASD者にとって、世の中は疲れるものである。複雑極まりない非言語コミュニケーションと社会の「ルール」を理解するのに、懸命にならないと

いけない。感覚特性と精神的努力の両方の意味で生活上苦労することが多く、そのために「過剰負荷」に悩まされる。このような事情により、ASD者には「スイッチオフ」時間をもつことが重要である。十分なスイッチオフ時間をもてない場合、怒りや抑うつにつながったり、アルコール量や薬物摂取量が増えていったりする可能性がある。しかしASD者は、自分の引きこもりが非ASD交際相手にとっては拒絶、放置、罰と感じられることに気づかないかもしれない（Hendrickx 2008）。このように、お互いの立場とニーズを理解するためには、相手のことを学び合う必要がある。

> ASDの男性「時々、大好きな恋人がいるときさえも、ぼくの方から距離をとってしまうんだ。人とつきあうことでストレスがかかって、気持ちがいっぱいいっぱいになってしまうから、一人の時間が欲しいと思うんだ」

> ASDの男性「一人の時は、ほとんど何もしないんだ。頭の中が空っぽだから、考え事をすることもない。考えないから、ストレスを感じることもないよ。周囲で何が起きていようと一切関知しないんだ。この稼働停止時間は、他者と生活するために必要不可欠なんだよ」

　32歳の時、2番目の妻と別れて新たな恋愛を始めました。今回も、自分に興味をもってくれた人だったので、拒絶される心配はありませんでした。また、彼女はとても温厚で、わたしにとってはコミュニケーションが非常に取りやすい人でした。新しい恋人は、知的でとても上品で、人生の不条理を自虐的に笑い飛ばす能力をもっていることがわかりました。わたしは自分の周りの世界が不条理に思えることが多いので、その世界観を共有できる人に出会えたことは特に嬉しいことでした。最終的には、わたしの誘いに乗ってくれて、一緒に住むことになりました。興味深いことに、この決断をしたのはベロベロに酔っ払っていた時で、それはまるで、「やるべきだ」とはわかっていても自信がもてないことに、アルコールによって「認可」が下りたようでした。それは、わたしたちの交際において、ごく当たり前なステッ

プだと思えました。しかし、再び誰かと一緒に住むことには抵抗があり、別居したほうがうまくいくのではないかと考えていました。そうすれば、それぞれが自分のスペースをもち、自分のしたいことをする時間をもつことができます。それでも、恋人とは２年以上のつきあいがあって海外旅行にも一緒に行ったことがあるので、彼女のことをよく知っているという安心感があり、共同生活をするリスクを取ることにしました。また、お酒を使うと頭が「自由」になり、シラフの時には本来できない大胆な行動を思い切ってできるようになりました。普段の自分がもつ想像力の「檻」（直線的で論理的な思考）がお酒によって取り除かれ、シラフの自分とは全く別の人間になったような気がします。お酒で「気が緩む」と、自分の行動がどのような結果を招くか、あまり気にならなくなってしまうのでした。

　状況の変化に対応するためにアルコールの摂取量が増えたためか、新しい恋人との生活は比較的順調に進みました。しかし、恋人に気をつかわないといけなくなりました。家の外で酒を飲み、アパートに持ち込んだ蒸留酒を隠すことで、可能なかぎり自分の飲酒を隠そうとし始めていました。恋人がトイレに行ったり、ゴミを捨てに階下に行ったりすると、それを合図に隠していた酒を手に取り、短い時間でできるだけ多くの量を飲み干そうとしました。そうするたびに、罪悪感に苛まれ、惨めな気持ちでいっぱいになりました。この生き方は、依存症とごまかしのうえに成り立っているので、ずっと続けられないことをしっかりと理解していました。飲酒量は徐々に増えていきました。今にして思えば、酒を飲まずにホームシェアを続けることの難しさを、無意識に感じていたのでしょう。好きな時に自分の好きなことができないうえに人と何かを分け合うというもともと苦手なことを要求される状況ではありましたが、酒の麻酔効果に助けられて我慢していたのです。

　それでも自分のスペースと時間が必要になります。特に毎週日曜日のランチタイムには、いつものパブに行き、いつもの新聞を、いつもの順番で読むのです。隅っこに座って周りを気にせず、世界の出来事

に集中するのですが、これがまた面白いのです。それは世の中の動向や政治、すべての仕組みを理解しようと努力しているからだと思います。ニュースという素材があれば、世の中のあらゆるものがどのように構成されているのか、より明確に把握することができるかもしれません。毎朝起きたら、イギリスの知的階層向けの新聞を全部ネットで読んでいるのもそのためです。ランチに招待したお客さんがいた時も、このルーティンを変えることはできませんでした。慣れ親しんだこのパターンを守らないと、その日一日が「間違っている」と感じ、取り返しのつかないことをしてしまったように思えるからです。

　夕方になると、恋人がリビングでテレビを観て一人でいる間、わたしは寝室に自分のスペースを確保することがよくありました。そこで好きな本を読んだり、テレビで別の番組を見たりしていました。また、寝室のさまざまな場所にあらかじめ隠しておいたお酒を使って、秘密の飲み会を開くことができました。このように一人で過ごすことを好むのは、恋人が好きでなくなったわけでもなく、嫌いなところがあるからでもありません。むしろ、一日の疲れを癒す時間、自分の心を安らかにする時間を必要としているのです。繰り返しになりますが、自分の空間で自分を取り戻すことが、わたしには必要なのです。わたしの頭の中にあることに全力で集中する必要があるので、たとえ大切な人がいても、ほかに気をそらすことなく自分の思いを巡らせるのです。

人づきあい

　多くの人にとって、アルコールと人づきあいは切っても切れない関係にある。われわれの社会では、酒を飲まない人を何かと不審に思う。あたかもパーティを台無しにしているかのようだと。あるいはおそらく、アルコールがなくても心に潤滑油を差しストレスを発散できる人たちへのひそかな嫉妬であろうか。いずれにせよ、飲酒は成人の大多数にとってごく普通の気晴らしである。最近の調査では、男性の73％、女性の60％が回答日前の週に1回は飲酒したと答えている（Mental Health Foundation 2006）。

　われわれがインタビューした人の中で、酒を飲まないASD者はこのような社交上のプレッシャーに無頓着のように見えた。自分らしさを貫くというこの傾向は、人づきあいで常に益があるとはかぎらないが、同調圧力や有害行動を避けるのに役立つ。

　　　　ASDの男性「僕が全く飲酒をしないと、なんだかみんなの機嫌が悪くなるみたいだった」

　　　　ASDの男性「飲酒をすることは、金銭的にも、身体的、精神的にもコストがかかるんだ。単純に全く意味がないよね。僕はワインよりも紅茶のほう好きだから、紅茶を飲んでいるよ」

　　　　ASDの男性「僕はお酒を飲まないから、もし飲んだら友達になれそうな人がいたとしても、接点がないよ。いやいやながらバーやクラブ、パーティに行ったことはあったけど、どこも時間とお金を無駄にしている酔っぱらいの馬鹿野郎たちばかりだったよ」

　一般の人を対象として、不安をはじめとする精神的健康上の問題に対する自己治療としての飲酒に焦点を当てた研究がいくつかある。これらの人々の多くは、精神疾患の診断を受けておらず、したがって、他の支援（薬物療法、カウンセリングなど）をどれも受けていないことが示唆されている。これらの対象者がASD診断を受けている可能性もありそうにもない。特に高齢であればあるほどその通りである。というのも、英語圏でASDのうちのアスペルガー症候群がようやく認知されるようになってきたのは1980年代後半からで、原著がやっと1991年にドイツ語から翻訳されたからである。
　そういった研究の一つが、メンタルヘルス財団の『チアーズ？』の中で引用されており、アルコールと精神的健康状態の関係については次のように述べている。「社交不安が強く、アルコールを繰り返し用いてストレスを解消している人は、主要な対処法としてアルコールに依存するようになるかもしれず、研究結果は、このような人はアルコール症になるリスクがあることを示唆してい

る」（Mental Health Foundation 2006, p.19）。同じ研究報告によると、調査対象者の約半数が、抑制された気持ちがアルコールによって和らいでより大胆になったと回答しており、このサンプルの約50％が推奨限度を超えて飲酒していた。また、40％以上が、「馴染む」ために飲酒すると回答した〔訳注：ここで紹介されているThomasらの研究報告［2003］にこのような記述はなく、英国の全国世論調査にこれに近いデータがある［Mental Health Foundation 2006, pp.13-14］。原著者の引用の誤りと思われる〕。

　ASD者に尋ねたところ、飲酒は人づきあいに一役買っているようである。

　　　　ASDの女性「出かける前に飲酒すると、人と会ったときに不安にならずに自信をもって行動できるわ。だから外出先でもっと飲んでしまうの」

　　　　ASDの男性「アルコールは人とふれあうときに相手との共通点を与えてくれ、うまく人づきあいができるよう手助けをしてくれたんだ」

　　　　ASDの女性「酔うと初めてのことが怖くなくなるから、知らない人に話しかけることもできるようになるし、知らない場所に行って知り合いがいなくても、結構平気なの」

　　　　ASDの女性「飲酒が人と交流をもつための行為であることはわからないでもないけど、集団の中にいるときに自分がその集団の輪に入れていないことを忘れるための孤独な行為でもあるわ」

　対人交流の問題は、ASD者にとって鍵となる特性の一つである。表情を読み取ったり、視線を合わせたり、社交上の暗黙のルールを理解したりすることが難しく、そのためにあらゆる種類の社交機会がストレスになり得る。職場や学校の環境には枠組みやはっきりとしたルールがある一方で、パブ、カフェ、レストランといった大人の世界では、枠組みはほとんどないに等しく、ASD者が果たすべき明確な「役割」はない。会話の中で話題は目まぐるしく変化し、ASD者にとっては、頭の中で情報処理をするうえで細部をすべて取り込むの

に非ASD者と比べて多少時間がかかる。中には、自信をもって話せるのは熟知している話題についてだけであり、話題が他に移れば完全に押し黙ってしまって、アドリブで話すことも作り話でなんとかつなぐことも、手際よく話題を変えることもできないと話した人もいる。全体として、かれらはぎこちなく不器用で、堅苦しく冗談が通じないように見え、無害な「からかい」を侮辱行為としてしばしば受け取る。ASD者の多くが、あっさりあきらめて孤独な世界に引きこもってしまうのも不思議ではない。このストレスフルな環境に留まる人は、社交の厳しい混乱から自分を守るために、「クッション」を作って無感覚にしてくれるアルコールに安易に頼るようになるかもしれない。

　働いている時は、終業後に、ほかの人と一緒に飲みに行くこともありました。そういう時にも、人前で新聞を取り出して読み始めることで有名でした。このことを、わたしは間違っているとも、特におかしいとも思いませんでした。自分がやりたいことをやって、それの何が問題なのでしょう？　しかし、職場の同僚からは、失礼だと冷やかされることもありました。やがて、わたしは新聞を読むことをやめてしまいましたが、内心は同僚に呆れていましたし、自分勝手であるという罪悪感や恥ずかしさもありませんでした。わたしは、自分自身に忠実であっただけで、ほかの人が同じことをしても気にしなかったでしょう。

　わたしの社会生活は、常に酒が飲めることが前提でした。今みたいに誰かと会ってコーヒーを飲むということは、当時のわたしにとってはばかげたことでした。お酒がないのに、誰かと会う意味がありますか？　なぜ、わざわざ行くのですか？　もし、リラックスさせてくれたり、わたしにとって心を正常に機能させてくれたりするお酒がなかったら、人の集まりやそこでの雑談をどうやって乗り越えていけばいいんですか？

　わたしは、お酒が飲めない集まりになると、激しくイライラして逃げ出したくなりました。肉体的にアルコールを欲していたということもありますが、シラフでどのように接したらいいのか、わからなかったということもあります。

・対人関係を円滑にするためにアルコールを使用することは、多くの人にとって当たり前のことである。

・ASDの人にとって、アルコールを摂取することは、友人関係や恋愛関係を得るための方法である。

・飲酒するASDの人は、人とつながって対人関係を広げることができるようになった。

・飲酒しないASDの人は社交場面を避ける傾向があり、人との出会いが減って対人関係が希薄になっていた。

・個人的な関係の中には、ASDの人が不安になるようなさまざまな要因があり、それが飲酒量の増加につながる可能性がある。

第 4 章

仕事
──飲むことと働くこと

ASDと職場

　ASD者全般に言えることとして、かれらは決まって圧倒的に能力以下の職にある。例えば、ASDのうちアスペルガー症候群は定義上知的障害を伴っていないのだが、英国の全国自閉症協会による調査（Barnardら 2001）では、アスペルガー症候群成人でフルタイムの仕事に就いていたのはわずか12％であった。これに対して、知的障害や身体障害も含めた障害者全体でのフルタイム就業率は49％である。社会での相互交流を主な障害とする一群にとって、これは衝撃的に低い数字である。英国に基盤をもつアスペルガー症候群成人のための指導プロジェクトであるアスパイヤー（Aspire）の利用者のうち、約40％が大卒以上の高学歴であったにもかかわらず、どういう形であれ雇用下にあった者は10％にも満たなかった。さらに、雇用下にあったとしても、その全例が学歴と不釣り合いのパートタイムの仕事で、概して小売業、介護職、あるいは事務職であった。おそらく興味深いことだろうが、アルコールを嗜む者はその中に一人もいなかったのである！

　ASD者が職場で経験する困難の類は必ずしも仕事の遂行能力とは関係ないが、適切な指導がなければ、ストレスと問題の原因になりかねない。

　求職活動の全過程を通してASD者に生じうる問題のいくつかを、以下に挙げる。

職業選択と就職活動

・自分の能力に対し非現実的な評価をしている可能性がある。苦手分野や得意分野を、過大評価することも過小評価することもある。
・就労意欲に欠けている。仕事をこなすなど自分には無理だと感じるかもしれない、あるいは「出世」にほとんど興味をもたない。
・就職活動を計画的に進めたり、書類提出期限を遵守したりするのが難しい。
・読み書きの困難さがある。高学歴なのに、自分自身の考えを明瞭に表すのに苦慮する人もいる。
・例えば、仕事に関する情報をもっと得るために電話で問い合わせるなどの、

対話を嫌う。

・就職のための書類を記入するときに、自己PRの内容を「盛る」とか、ちょっとした「自慢」をするとか、自分の長所を売り込むとかいったことができない。

・ASDを開示するかどうかのジレンマがある。正式な診断を受けていないかもしれないし、差別を恐れているかもしれない。

・本人が開示したとしても、ASDとは何か、あるいはそれが仕事ぶりにどう影響するか、を雇用主はわからないかもしれない。

・本人が開示しない場合、後に問題となるかもしれない。

就職面接

・ASDは可視化できない状態であり、特徴が表に出ないときには特性は覆い隠されてしまうかもしれない。同様に、ASDが表に出てしまうときには、本人のもつ技術や能力は目にとめてもらえなくなるかもしれない。

・時間厳守が難しい。面接開始時刻通りに到着するために必要な時間調整に四苦八苦するかもしれない。

・仮想の筋書きを想像できない。ASD者には、抽象的に考えたり、仮定に基づく質問に答えたり、仮定に基づくイメージを思い描いたりするのは困難であろう。

・オープンクエスチョンに答えることが難しい。例えば、「気難しい人への対応をどのように思うか話してください」といった質問など。どんな情報がどの程度求められているかがわからない、あるいは、その質問と仕事内容とを関連づけられないかもしれない。

・アイコンタクトや非言語的コミュニケーションに関する特性があるために、そのようにふるまう理由に関して誤解を招くような印象を与える。視線をほとんど合わせない人は、無礼な人、不誠実な人、無関心な人、敬意に欠ける人だとみなされる（私信2007）。

・自己PRの内容を「盛って」話せなかったり、自分のスキルがその職にふさわしいことを売り込めなかったりするかもしれない。

・騒音、照明、気が散るような背景や肌触りがある環境だと、集中したりリラックスしたりできないかもしれない。

・面接がどのように進むのか、面接室に何人いるのか、面接はいつまで続くのか、自分は何を求められているのか、そういったことがわからず不安を感じるかもしれない。

職場で

特性により困難となるのは以下の場合であろう。

・チームで働き、他者の意図を観察し汲み取る力が求められる。

・自身の見解に関係なく、上層部の決定を受け入れる。

・社会性の理解、つまり職場グループの一員になるために「軽口」や社交辞令を理解する、「お互いさま」の気持ちをもつ、お茶くみ係を引き受けるなど。

・環境要因、つまり室温、騒音、照明が感覚に合わないことがある。

・職場の体制や業務内容、周囲の人事異動や物理的環境の変化に対応する。

・口頭指示を受ける。これは、言外の内容も含めて指示を理解するのに苦労するだろう。

・明示されない「空白」の埋め合わせを自分でしなければならないような、不完全な指示や省略された指示を受ける。

・意思決定をする。これは、経験したことがない手順の結果を推し量れないからである。

・人と飲食をともにする。独特の食習慣をもっているかもしれない。

・ソーシャルスキルの乏しさゆえに無礼あるいは横柄に見えるかもしれず、いじめの被害者や加害者になり得る。

・言語表出する。

・自分の仕事に対する評価を受け入れることが難しく、批判として受け止めやすい。

・自己主張をする。

　われわれは、職場におけるASD者へのより良い支援戦略を7章で考察する予定である。

アルコールと職場

　マットのように多くの人が上手にしかも長年にわたって飲酒を隠しおおせているので、職場環境における飲酒の実態について、正確に把握することはできない。アルコールの問題があることを雇用主の前で認めることは非常に難しい。というのも、自らを前にしてそれを認めることですらこれ以上なく困難なのであるから。米国での研究によると、労働人口の15 ～ 35％がアルコール問題を抱えており（Alcohol Concern 2006a）、アルコール問題を抱える人のうち70％は就労している。

　アルコール関連の問題は、勤務中に実際飲酒することが原因とはかぎらず、休憩時間中や勤務前の飲酒、二日酔いになるような過度の飲酒などが原因となることもあろう。これらは結果的に業務遂行に支障をきたし、本人及び周囲の人双方にとって（例えばその人が機械操作をするなど）危険となり得る。そのような人は、病気で仕事を休むことが多くなり、仕事の効率が落ちるかもしれない。全病欠日数の約15％はアルコール関連であると推定され、また、職場における事故の10％はアルコールが一因である。アルコール・コンサーン〔訳注：英国のアルコール問題を抱える人を支援する非営利団体。現在の名称はアルコール・チェンジ〕によると、「不安や抑うつは、私生活上のあるいは仕事上の問題に対処しようとした結果問題飲酒を引き起こすような、よくある精神医学的問題である」（Alcohol Concern 2006a, p. ii）。安全基準値を超える飲酒の原因として、仕事上のストレスが挙げられている。仕事上のストレスの一般的な原因には、曖昧さ、過剰負荷、変化、明瞭さの欠如、安心感の欠如などが挙げられており（Alcohol Concern 2006a）、これらはすべてASD者にとって特に対処しにくいものであろう。

　　ASDの男性「アルコールのせいで仕事を失い、運転免許も2回失いました」

ASDの男性「僕のキャリアはボロボロになったんだ。僕はASDの特性をもっていたおかげで、自分が望むレベルの教育を受けられたと思うよ。アルコール症になってからは、大学に戻って酒を飲みまくりながらも、技術検定に合格したんだ」

職業別死亡率のトップはパブやバーの勤務者であり、医師、船員、弁護士と続く。これらの職業は、アルコールを入手しやすい、ストレスがかかる、あるいは家から離れてもて余している時間が長い、といった要因の影響を受ける。次に多いのが著述家である！

ある回答者は、講義中飲酒していたという、雇用環境ではなく教育環境においての経験を報告した。

ASDの女性「たまに酔っぱらって授業を受けることもあったけど、集中力が続かなかったの。…飲みすぎて体調を崩して、翌日の大学に行けないこともあるわ」

仕事終わりの一杯は、それでリラックスを得られる多くの人にとって当たり前のことである。マットにとってそれは単に、仕事の日であろうとなかろうとその日一日をやり過ごすための戦略の一つであった。

社会人になった当初から、お酒を飲むことが自分を動かす原動力になることを知りました。卒業後は、友人の紹介で、ロンドンの大きな劇場の書店でアルバイトをしました（最初の頃の仕事のほとんどは友人を通じて見つけました）。1984年に卒業した時、次に何をすべきか全くわかりませんでした。これが、ASDの特徴てある想像力の欠如だということは、今ではよくわかります。どこかに強い関心をもつこともなく、たまに新聞で目にした仕事に応募してみても、先に進むことなく、あてもなくフラフラしていました。友人や家族に将来を心配されない程度に、気乗りしない職探しをしていればいいと思っていたのかもしれません。新聞で時事問題を読むことに時間を費やしたことは、

今でも習慣として残っています。世の中で何が起こっているのか、知りたくない人がいることが理解できません。すべての人がわたしと同じ考えをもっているわけではないということが少しずつわかり始めてきたのはごく最近のことで、これまで長い間わかっていませんでした。

　劇場での仕事は、倉庫での作業や、ロビーでお客さんにサービスを提供するスタッフの休憩時間をカバーするなど、とても地味なものでした。大学卒業後の最初の仕事としてはピッタリでした。劇場内の文化的な雰囲気が大好きでしたが、ほとんどの時間を倉庫で過ごしていました。そのため、一般のお客さんと接するのはほかのスタッフの休憩時間をカバーするときだけでした。倉庫では、各タイトルの在庫数を確保したり、すべての商品が取り出しやすい場所に置かれているか確認したりするなど、細部に気を配る必要がある点がわたしにぴったりだと感じました。ここには明らかな飲酒文化があり、わたしと友人は仕事中に飲んで、ビールジョッキを倉庫に山積みされた本の後ろに置いていました。毎日戻す手間を省くために、隠しておいた約40個のビールジョッキを、倉庫が掃除されるときに、みんなで劇場のバーに戻しました。これらはすべてよくあることで、迷惑がられていたとは全く思っていませんでした。楽に働ける環境でした。仕事はいたって簡単で、給料は驚くほど少なく、期待されることもなかったのです。自分がやるべきことに注意を払っているかぎり、仕事はきちんと片付きました。

　次の仕事はこれまた、退職することになった友人の紹介で、そのポジションを引き継ぐことになりました。ロンドンのウエストエンドにある個人の小さな近代美術ギャラリーでの仕事で、前の仕事よりストレスの多いものでした。メールでの注文も受け付けいていることでも知られるこのギャラリーには、小さな書店も併設されていて、メールや電話で注文したい人のための文字通りの「ショーウィンドウ」となっていました。わたしは当初、注文品の包装と発送を担当していました。しかし、店長が3年で辞めたため、わたしが店長に昇格しました。わたしにとって大きな業績となるはずでしたが、すぐにプレッシャー

を感じました。ギャラリーのオーナーのために、店の収益を週ごとに細かく報告しなければなりませんでした。資金繰りがとても厳しく、仕入先からの怒りに満ちた支払い要求の電話に対応することも仕事の一つでした。

　同時に、アートギャラリーの周りではアルコールが簡単に手に入り、展覧会のオープニングにはいつもお酒が溢れていました。家庭では住宅ローンの高止まりにより経済的な負担が増え、わたしの飲酒量もどんどん増えて危険な状態になっていきました。1989年から1990年の間、28歳頃のわたしは、2日に1本のペースでスコッチを空け、パブではアルコール度数が高いビールを飲んでいました。スコッチをワイングラスで2杯ほど飲むのがいつもの朝食で、夜も機会があれば（たいていは恋人が浴室にいる間に）飲んでいました。夜にわたしが「表向きの」飲み物として飲んでいたのはアルコール度数の高いビールで、恋人は、わたしはこれだけしか飲んでいないと思っていたはずでした。この時、肝臓がダメージを受けていたため、激しい内臓の痛みがありましたが、それで酒を飲まなくなることはありませんでした。肝硬変ではないかと感じていましたが、それでも、もっともっと酒を飲みたいという抗えない衝動を抑えることはできませんでした。家庭では、金利が14％にまで上昇した住宅ローンの支払いが非常に苦しくなるなど、耐え難い状況が続いていました。それにもかかわらず、収入の多くをお酒に費やしていました。

　1992年に不景気でギャラリーが閉店し、3か月間仕事ができなかったことは、個人的には幸運なことだったと思っています。もしも、経営的に苦しいままギャラリーの営業を続けていたら、飲酒はさらに危険なレベルに達していたと思います。しかし、仕事がなくても、家でお酒を飲んだり、新聞で世界情勢を読んだりして過ごしていました。わたしは、妻の勧めで外国語専門書店への就職に応募しました。勧められた仕事で、自分で仕事を求めたわけではなく、これもまたわたしの受け身的な性格の一例です。幸い、応募した店に空きがあったので、1992年9月に入社しました。再び一店員からスタートしましたが、

店の経営面での責任や、怒っている取引先や上司への対応をしなくて済むので、とても満足していました。

　勤務を続ける中で次第に責任ある仕事を任されるようになりましたが、余裕をもって仕事をこなすことができ、快適に働けました。この頃までには最初の結婚生活が破綻しており、そのせいでストレスが溜まり、飲酒量が増えたことを実感していました。でも、後に2番目の妻となる人とおつきあいが始まると、飲酒量は減りました。まだかなりの量を飲んでいましたが、飲み続ける理由は、ひどい離脱症状の不快感を避けるためにほかなりませんでした。

　わたしは自分だけの時間をもてるように昼休みをうまく調整し、ほかのスタッフの大半が昼食をとる時間には行きませんでした。狭い部屋でみんなと一緒に座っているのも嫌だったし、みんなの前でお昼ごはんを食べなければならないのはもっと嫌でした。もともとわたしは、誰かと一緒に座って食事をするのが苦手でした。食事の際にプライバシーが守られないのが嫌で、食事の時間を社交の場とするのではなく、一人で自分の時間をもちたいと思っています。

　また、昼休みを2〜3回に分けて、短い休みにパブに行ってラガービールをちょっと飲むこともありました。このようにして、強い不安感、悪寒、手の震え、吐き気、心臓のドキドキなどの離脱症状に対処していました。

　この頃は、朝食にバーボンを2〜3杯を飲み、昼食にビールを1〜2杯飲み、さらにはスタッフルームにある自分のバッグにスピリッツのボトルを忍ばせていたこともありましたが、後になって一緒に働いていた何人かの人に話を聞いてみても、わたしが仕事中はあまり酔っているようには見えなかったと言います。酒の匂いはしていたようでしたが、仕事中の行動は比較的問題ありませんでした。わたし自身は、ただ「普通」の感覚が欲しかったのですが、それを可能にしたのがお酒でした。

　その後、6年ほどはそれなりの仕事ぶりを継続していましたが、またまた友人の誘いで退職し、新しい仕事に挑戦することにしました。

その仕事とは、技術マニュアルを発注し、中東のさまざまな学術機関に輸出することでした。この仕事を受けることにした決め手の一つは（信じられないかもしれませんが）、オフィスの窓からチェルシーFC〔訳注：ロンドンを本拠地にするプロサッカークラブ〕の本拠地であるスタンフォード・ブリッジが見えることでした。仕事を引き受ける理由としては、理論的でも論理的でもないのです。給料はそれまでよりかなり多かったし、人生を切り開くために「やるべき仕事」だという思いもありました。外国語専門書店の居心地よさに甘んじている自覚があり、より厳しい立場の違う職場で成功できることを、自分に証明したかったのです。また、わたしは前年に再婚しており、妻と一緒に子どものいる家庭を築こうと思っていました。夫として、父親として、責任ある行動をとるためには、もっと良い仕事に就かなければならないと考えていました。これは、家族や友人たちといった、ほかの人がしているのと同じことをしただけでした。結婚して子どもができると、家族のために一生懸命働き、ステップアップしようとするものだと理解していました。わたしは特にそうありたいとは思いませんでしたが、他人から成功者と見られるためには、ステップアップが必要だと信じていました。

　新しい仕事は、考えうるあらゆるレベルで、大失敗であることがわかりました。出勤してみると、上司（わたしの友人）から正式なトレーニングを受けることもなく、仕事の要領をほぼ独学で身につける羽目になったのです。仕事の要となるエクセルの知識もなく、マイクロソフトオフィスの基本的なことは、その都度勉強していきました。わたしは新しい技術を学ぶとき、常にはっきりした指示が必要ですし、サポートやバックアップがなければ、独学で習得することはほとんど無理だと思います。でも、一度習得したスキルは、たいてい誰よりも得意になり、逆に遅い人にイライラします！　自分が苦労して習得した時のことを忘れてしまうのです。

　ヒースロー空港の輸送会社に定期的に電話をかけ、本の送り方を変更するなどしなければなりませんでした。また、わたしの上司や、そ

の上司がいる中東（本社）の上司からの指示も変わり続けました。緊急性と緊張感があり、常に一歩間違えば大惨事を招いてしまいそうな気がしていました。お酒はどんどんエスカレートし、仕事中も頻繁に飲んでいました。理解が追いつかない気持ちと、海辺の浅い岩棚からとても深い海へ足を踏み入れてしまったような感覚は、ここで働いている間中、ずっと消えませんでした。

　今では、ASD特性をもつ人にとって、考えられうる最悪の仕事を選んでしまったことがわかります。この特性とこの仕事という組み合わせは、ASDの人にとって、「パーフェクト・ストーム〔訳注：同名の映画のストーリーから転じて、厄災が同時に起こって破滅的な事態に至ること〕」と呼ぶにふさわしいものでした。特に未診断で本人が自覚していない場合はなおさらです。わたしは内心常に愚かで役立たずだと感じ、自分のどんくささを自覚して恥ずかしさのあまり、文字通り火照って真っ赤になっていました。この仕事があまりに嫌で、土曜日の昼頃にはすでに、月曜日に出勤することを考えて吐き気がしてきました。そうすると、わたしにとって、仕事のことを考えなくて済む週末は土曜日の昼までの実質わずか12時間程度だったので、アルコールをどんどん摂取して、リラックスできる時間を少しでも延長しようとしました。

　それまでの仕事では自分の言語能力（と記憶力）が適材適所だったのですが、この仕事を通じて初めて、その言語能力と情報処理能力とのズレを痛感するようになりました。そこでは、コンピュータープログラムに関する実践的なスキルや、さまざまな本の出荷に対処する問題解決能力、そして、これまで働いてきたさまざまな場所で経験したことのない厳しい納期への対応能力が必要とされました。

　さらに残業も要求されてしまったのですが、これは予想外で一番望んでいなかったことでした。どういうことかというと、いつも一日の終わりには少しでも早く逃げ出して、酒で不幸を紛らわしたかったのです。結局わたしは仕事を解雇され、その後6か月間、仕事を探すかたわら、さらに大量の酒を飲むようになりました。この時、特にプレ

ッシャーがあったわけではなく、今だから隠さずに認められるのです
が、アルコールに依存していました。夏の間は、近所の公園でアル
コール度数の高いビールを飲みながら新聞を読んでいました。この間
もずっと求人に応募していましたが、ダメでも特に気にはしていませ
んでした。公園でお酒を飲みながら、何のストレスもなく過ごすとい
うのは、当時のわたしにとって完璧な生活だったのです。午前中は求
人情報を探したり、いろいろな本屋に履歴書を送ったりして、午後は
酒を飲んで過ごします。仕事探しはちゃんとしていたし、決まれば即
契約するつもりだったので、この日課に何の問題もないと思っていま
した。ただ、そうしている間にも、わたし自身が依存症を進行させて
いたのです。全力で仕事を探していた（と当時のわたしは感じていた）
ので、妻はあまり気にしていませんでしたが、金銭的にはとても厳し
くなっていました。

　その後、専門書店の面接を受け、めでたく仕事に就きました。再び
ストレスのない仕事に就いたのですが、さらに酒に依存していくので
した。心の奥底にいつも潜んでいた暗い憂うつな気持ちがわたしを覆
い始めていることを自覚していましたが、半年を過ぎたあたりから一
気に押し寄せてきました。わたしは店で機能しなくなり、再び解雇さ
れました。飲酒を指摘され、アルコールが入ったままでは店に入れな
いと言われたのです。

　そのことに恥ずかしさを感じつつも、ほっとする気持ちもありまし
た。仕事に支障がない程度に飲酒を控える必要がある一方で、離脱症
状を抑えられる程度の飲酒を続ける必要があり、それらを両立できな
いとわかっていたからです。助けを求めるべきだとは思いましたが、
どうすればいいのか見当もつきませんでした。アルコール症の人によ
くあることですが、自分には価値がない、助けてもらう資格はないと
感じていました。わたしが再び無職になったことに妻が初めて本気で
キレました。妻は当然のことながら、給料なしでどうやって生活して
いくかを心配していたし、わたしが他人のことを考えずに酒を飲んで
いることに我慢がならなくなっていました。酒を飲まずに仕事をしよ

うとすれば致命的な離脱症状が出る可能性もあり、もはやにっちもさっちもいかない状況でした。その結果、働かなければならないことで抑えられていたうつ症状が自分一人ではどうにもならなくなったということを、ようやく認めることができたのです。妻に付き添ってもらい、かかりつけ医に診てもらったところ、うつ病と診断されました。しかし、原因がわかっても夫婦関係は全く改善されず、家庭内の関係はますます悪くなっていきました。お互いに全くコミュニケーションをとらなくなり、わたしは、妻と話をしなくて済むように寝るときもリビングにこもるようになりました。理由は自分でもよくわからないのですが、世の中に対する怒りのようなものを感じていました。それが、結婚生活の破綻、別居、離婚へとつながったのです。

　わたしは、アルコールという道具を使わなければ、今までの仕事を続けることはできなかったと思っています。多くの人は、仕事中に酒を飲むことは、疑いの余地なく悪いことであり、酒を飲まない方がより有能な従業員になれると言うでしょう。しかし、わたしの場合は、アルコールがあったからこそ、仕事ができたし、本当の自分を変化させて正常を装うことができたと確信しています。

> ### まとめ
>
> ・ASDの人は職場環境についてストレスを感じることが多いが、それは特に、人とのコミュニケーションの難しさ、職務内容の理解の難しさ、物理環境による感覚的ストレスなどが関係している。
> ・アルコールはASDの人の職場環境に対する耐性を高めることがある。

第 5 章

終わりの始まり

──何をやってもうまくいかない

適度な飲酒は多くの人にとって比較的無害な一方で、飲酒がもはや「選択」ではなく「必須」となってしまう時点がある。これは、長年の大量飲酒がもたらした結果であろう。この間に深刻な身体への害が進行し、摂取した成分そのものに対してもその効果に対しても依存が形成されてきた。

　アルコールへの依存が進行していることを示す兆候は多数あり、個人によってどう現れるか、どう経験されるかは異なる。中には、親しい友人や家族に長年にわたって隠せていることもあり、問題の大きさが明らかになるのが、体が耐えられなくなって初めてということもある。アルコールに頼って日々をやり過ごしている者の典型的な兆候は以下のようなものがある。

・アルコールをいつでも飲めるように活動を計画する。
・アルコールが入手できなければ短気でイライラする。
・社交の場に出る前にお酒を飲み、それが単なるリラックス効果や社会的な潤滑油以上に重要となる。
・アルコール摂取量が徐々に増え過剰となる。
・いつでもどこでも、アルコールなしで対処することが極端な身体的苦痛を伴う。アルコールがないと、吐き気、発汗、震えを経験する。
・飲酒の結果、負うべき責任やすべき活動は忘れ去られ、おろそかになる。
・経済的困窮、つまりアルコールに多額をつぎ込んだ結果借金が発生する。
・隠れ飲酒、つまり飲酒の程度がばれないように、アルコール飲料を隠したり経済状況の詳細をごまかしたりする。
・就労や家庭、健康面において飲酒が原因で重大な問題を生じても、飲酒を継続する。

　マットのような人は、当初は単に不安な気持ちを飲酒でごまかしたいというだけだったのに、対処法としてのみならずアルコール離脱症状を食い止めるための身体的ニーズとしても酒が依存対象となってしまう。やめようとすると非常に不快な身体症状に見舞われるというのは、なんという皮肉であろうか。その身体症状、すなわちアルコール離脱症状には、以下のものがある。

・幻覚

・不眠

・振戦や身震い

・痙攣などの発作

・ブラックアウト〔訳注：酩酊して記憶が消えてしまうこと〕

・心拍数の増加

・不安と抑うつ

・発汗過多

・悪夢

・嘔吐、えずき

健康状態などへの影響

　長期的アルコール過量摂取は、多くの健康被害をもたらす。二日酔いのような一時的で比較的無害なものから、肝臓がんのような生命を脅かすものまで、幅は広い。これらの影響でまさに現実となる危険と、アルコールを摂取し続けることの結果を本人が認識することが重要である。自分がASDであることを知ったばかりの29歳男性は、以前一度も発作を起こしたことはなかったが、この1年でてんかんと肝炎を発症した。これはおそらく、常に見舞われるパニック発作や不安感を和らげるためにアルコール過剰摂取を続けた結果であろう。

　　　ASDの女性「お酒を飲むと、気分が悪くなったり二日酔いになったりと、短期的なトラブルに見舞われることがある。それに、酔っぱらうと、出入り口から入ろうとせずフェンスを乗り越えていくのがいいと思ってしまうから、怪我もしやすいの」

　　　ASDの男性「僕は30代の時に、肝機能が70歳の人と同じだと言われたよ。痛風も患っているんだ」

　以下に挙げるような健康への深刻な影響は、早世または大病につながる。

- 肝障害と肝硬変。アルコールで肝臓は硬くなり、血液ろ過機能が阻害される。肝臓は、生命維持に必要なさまざまな機能を担っている。一旦機能不全に陥ると、健康を害し短期間で死に至る可能性がある。
- 脳を損傷し、記憶障害、平衡感覚障害、および精神的混乱をもたらす。
- 精神的健康問題、つまりアルコールによって一時的に不安が和らぐだけでは終わらず、その後新たに不安が生み出され助長されることになる。
- アルコールが原因で脳活動が変化し、てんかんが引き起こされる。
- がん。特に肝臓、乳房、口腔、咽頭におけるがん。
- 糖尿病。アルコールは肝臓のブドウ糖生成機能に影響を及ぼし、インスリン値や血糖値に異常を来す。
- 肥満。アルコールは高カロリーで糖分を多く含む。
- 高血圧。脳卒中に至る可能性がある。
- 肝炎（肝臓の炎症）。
- 性機能不全。アルコールはインポテンツや不妊の原因となる。

本章の残りの部分では、マットが、アルコール症での底つきという恐ろしくも感動的な体験を語ってくれる。

始まり…

　長年、たいていの人にとって危険なレベルの飲酒を続けてきましたが、終わりの始まりは2001年9月10日、つまり9・11米同時多発テロの前日で、前章で述べたマニュアルを輸出する会社で働き始めた日であったと言えます。外国語専門書店という安全で慣れ親しんだ職場を離れ、視野を広げようとして選んだ場所が、自分にとって最もふさわしくない仕事であることに気づいていなかったのです。この仕事をわずか4か月で辞め、半年間失業手当を受けると飲酒ペースが上がり、その後数年間の失業生活に入る前の最後の仕事が決まってもペースは緩みませんでした。今思えば、子どもの頃からある程度はうつ病にかかっていたものの、ユーモアでしのいでいたのだと思います。しかし、

だんだん耐えきれなくなり、正社員として働けなくなったのです。

　わたしが仕事を辞めて収入が無くなることを聞いた妻の怒りを予想しながら、仕事を終え、家に帰りました。わたしの退職は妻にとって青天の霹靂であり、全く当然の反応でした。わたしたちの関係は難しい局面を迎えていましたが、わたしの絶望がとても深いこと、そしてわたしの飲酒がこれほどひどいレベルに達していることを妻は全く理解していなかったのです。それから1週間は、ほとんどベッドの上でウイスキーのジャックダニエルを飲みながら、心をむしばみ続けるとても暗い気持ちと戦っていました。今でも、あの頃の自分を思い返すとつらくなります。後にも先にもこれ以上はないくらい最悪で過酷で恐ろしい日々でした。1か月後に、かかりつけの医者に行ったところ、うつ病と診断され、抗うつ薬のフルオキセチンを処方されました。しかし、この薬の服用によって肝臓がダメージを受けるのを恐れていたことと、インターネットでこの薬について読んだことから、実際に服用を開始するのはさらに6か月後となり、その事実を周囲には隠していました。飲酒していることについての不安、そしてその結果自分でもわかるほど自分の体を痛めつけてしまっていることに対する不安の深さを認めたくなかったのです。

　ついに、一時的で済むことを願いつつ、わたしが家を出ることを妻に提案しました。妻がすぐに承諾したことは自然の成り行きであったとはいえ、わたしにしてみればつらいことでした。

　わたしは母のもとに戻り、適切なサポートがないまま断酒を半端に試みることもありましたが、その後1年間、スピリッツをどんどん飲んで過ごしました。酒を飲み、窓の外を眺めるだけの毎日に、家族は絶望していました。当時は、正気を保つために戦っているようなもので、これ以上生きている価値はない、と本気で思っていました。

　遠くへ出かけることもできず、道路を渡って酒や新聞を買い足しに行く程度でした。公共交通機関や人ごみは、わたしには到底耐えられません。以前、ロンドンの地下鉄を利用しようとした時、あまりのしんどさに目的地まで一気にたどり着ける自信がなく、すべての駅で一

時下車しなければならなかったことがあります。ノースロンドンのかかりつけ医を受診するときは、姉とそのパートナーが同伴する必要がありました。一人では移動が困難で、医師と話すのもやっとの状態でした。姉は、わたしの代わりにすべてのコミュニケーションをとってくれました。

　意志の力だけで断酒できた時期もありましたが、1年の大半は強いアルコールに溺れていました。ある時、どうしようもなくなって、精神科病棟に入院させてもらおうとしました。地元の救急外来で一日中待たされた後、やっと医師の正式な診察を受けることができました。2003年8月、英国でかつてないほどの猛暑の中、わたしは精神科の急性期病棟で1週間、緊急解毒治療を受けました。入院中、妻は毎日会いに来てくれましたが、それが妻と接する最後の機会になりました。退院後、わずか1週間でまた酒を飲むようになりました。

　わたしは児童書専門店の求人に応募し、採用される寸前で、うつ病を患い、抗うつ薬を服用していることを告白しました。自分の精神状態について完全に正直になりたいと考えていました（飲酒問題を認めるところまではいきませんでしたが）。その日まだ帰宅しないうちに、「この仕事は別の人に決まった」という電話がかかってきました。これがきっかけで、2003年10月から2004年1月まで、最後の飲酒地獄に陥ってしまいました。

　わたしの寝室は、文字通り、ジンの空き瓶のカーペットが敷き詰められていました。朝起きると、ガラス瓶の上を滑って移動していました。ほとんど寝ていない状態でした。24時間飲み続けて、夜中はベッドで横になって、向かいの酒屋が開店するのを待っていました。ヒースロー空港に着陸する最初の飛行機の音が聞こえれば、午前5時頃だとわかるので、それが活動開始の合図です。そして、毎朝の吐き気とえずき、背中を流れたり額に吹き出したりする汗、激しい震えと戦うことになるのです。急に動くと気持ち悪くなって、トイレに駆け込むことになるので、ゆっくり着替えました。

　服を着たままベッドに座り、膝を抱きかかえ、わたしが待ち望んだ

酒を売っている店のシャッターが上がるという最高に至福の音が聞こえるまで自分を抑えていました。5分ほど待って、母に「新聞を買ってくる」と言って、ダッシュで新聞を買いに行き、同時にひどい離脱症状を消すためのジンを2本ほどゲットしたものです。

部屋に戻ってからジンを2、3杯飲むと、離脱症状によるひどい不安が徐々に薄れ、素晴らしい安堵感と温かさを感じることができました。わたしは一日中、アルコールの毒気と至福の幸福感に包まれながら、さらにお酒を飲み続けました。浮世のことは遠く忘れ去られ、憂うつな気分は酒の快楽によって一時的にせよしのぐことができました。

2003年から2004年にかけての42歳の冬、わたしはこのような生活を送っていました。あまりに具合が悪くてクリスマスを姉の家で家族と過ごせなかったわたしが離脱症状を出さずに済んだのは、発作が起きないようにと姉がウイスキーを置いていってくれたおかげです。実は、クリスマスの日、ベッドで寝ている時に軽い発作に襲われたのですが、体調があまりに悪くて誰にも連絡することができませんでした。

2003年の12月には、ワンズワースのメンタルヘルスサービスから、初回フォローアップの連絡も入りました。姉に連れられて、コミュニティ・アルコール・チーム（CAT）の看護師に会いました。姉は事態の深刻さを訴えようとしましたが、大きなパニックを起こすほど病状が悪化しているようには見えなかったのです。血液検査の結果が出るまでは。わたしが救命救急センターに緊急入院したのは、肝機能検査の結果を、地元のCAT担当者が心配したためでした。ガンマGTは酵素の一種で、その値が高いほど肝臓に問題があることを示しています。正常な人の平均値は60で、100を超えると精密検査が必要となります。わたしの場合は2500で、医療スタッフでもあまり見たことのないような高い数値でした。

肝臓と腎臓に問題があり、1週間近く入院しました。退院してCATの看護師さんに再会するまで、自分の状態がいかに深刻であるかはわかりませんでした。看護師さんは、わたしが生きて退院できる可能性

は五分五分だと思っていたと言い、膵臓が「萎縮」しているなど、体が受けたダメージについてこと細かく話してくれました。その時、「もう飲酒に耐えられないかもしれないので、リハビリ施設に入るしかない」と言われました。その治療費は、公費で支払われることになっていました。わたしは、CATから提供されたリストからリハビリ施設を選び、面接の予約を取りました。正直なところ、このような支援があるとは思ってもみなかったので、この介入には非常に感謝しています。

　退院後、自宅に戻り、約6週間、なんとか断酒を続けることができました。アルコール専門機関のカウンセリングを週に1時間受けるという形で、地域のサービスからなんとかサポートを受けることができました。この1時間を軸に1週間の計画を立てて「意志の力で実行しよう」〔訳注：原文は‘this by dint of willpower’。特殊な言い回しで引用符が使用されているため引用と思われるが出典不明〕と思えるようになり、これが生命線となりました。また、週に一度、アルコールサポートサービスに行き、カウンセラーに相談することで、1週間の目標や注意点を確認することができました。

　2004年は、わたしのアルコール症にとってターニングポイントとなる年でした。1月に、それまで全く知らなかったASDというものを初めて知り、それが自分とどう関係しているのかを知っただけでなく、その後は肝不全という重い病気になってしまったのです。

　BBCニュースでマーク・ハッドンの『夜中に犬に起こった奇妙な事件』が取り上げられ、その中にASDについての項目があり、ASDの特徴に自分自身の姿がはっきりと映し出されていることに気づきました。事実や数字に対する驚異的な記憶力（しばしば何の役にも立ちませんが）も、その一つでした。ルーティンを決めることや同じことを繰り返すのが好きで、同じ本を何度も何度も読んだり、同じ映画を何度も何度も見たりしました。さらに、基本的な常識が全くないことも身に覚えのある症状で、学校や職場でしばしば大恥をかく原因となっていました。また、表現しがたい大きな怒りもわたしにぴったり当てはまり、それはあたかも、ジグソーパズルのピースがパチッとはまる

ような感じでした。

　しかし、2004年3月中旬のある朝、目を覚ますと、絶望的なうつ状態が戻っていました。うつ状態に対抗するための一時しのぎとしてジンに頼ることはもうすまいと一日中戦っていましたが、結局は屈服しました。最後は酒を選ぶか自殺を選ぶかという究極の選択に直面したように、絶望的な気持ちになりました。死ぬ前にもう一度アルコールを止められることを期待して、アルコールを選びました。

…終わり

　1日にジンの大瓶を3本も飲むこともあり、今までで一番ひどい飲み方でした。自分が危機的な状況に差し掛かっているとは感じていました。わたしが飲んでいたようなジンの量なら、誰もが深刻なダメージを受けたり命を落としたりしたことでしょう。わたしのどん底は、2004年4月4日の日曜日で、この日に飲んだのが最後になりました。ジンの大瓶を2本飲み、3本目を飲みかけの時に、何かがひどくおかしいことに気がつきました。痛みはないのですが、世界が薄暗くなり、ロウソクの火が消えるように、自分自身が消えていく感覚をはっきりと覚えています。実際、わたしが体験したフェードアウトしていく感覚は、「消えていく」という表現がぴったりかもしれません。

　母に自分の状態を伝えると、すぐに義兄に電話をかけてくれて、わたしを病院に連れて行くために車で駆けつけてくれました。それでも、義兄が到着した時、わたしはお酒を飲みたい一心で、最後の一本を飲み干そうとしたところでした。義兄は、その酒を取り上げて流し捨て、わたしを車まで運んでくれました。

　ロンドン南部のトゥーティングにあるセント・ジョージ病院に運ばれ、点滴と血液検査を受けました。3か月間まともに食事をしていなかったので、自力で移動することもままならず、病院内を車いすで移動しなければならないほどでした。

　看護師さんにベルを鳴らして知らせることもできないほど弱ってい

たので、トイレに行きたくなったときも伝えられませんでした。ベッドに横になったまま排尿して、翌朝まで寝ているしかなかったのです。この時が、お酒に関するすべての体験の中で最低最悪だったかもしれません。

　次の日、わたしは一人で別室に入れられました。その夜、恐ろしい幻覚に襲われ、永遠に終わらないような同じ夢の繰り返しの中に閉じ込められました。今でも夢の内容は思い出せません。ただ、数分ごとに繰り返されるループの中に、永遠に捕らわれているような感覚を覚えました。それは、目が覚めても同じでした。頭の中をぐるぐる回る思考サイクルから逃れることができないのです。それは精神的な拷問を受けたような気分で、誰にも同じような目に遭ってほしくありません。この体験は、わたしが断酒を続ける原動力となった体験の一つで、もう二度と繰り返したくありません。もし今夜を乗り切れたら、一晩中同じ幻影に囚われているような恐ろしい夜を過ごす状況には二度となるまいと心に誓いました。

　翌朝、医師団の回診がありました。女性医長はベッドに近づき、身をかがめながら、もう二度と飲めないということを自覚するようにと優しく声をかけてくれました。彼女は、わたしの血液サンプルがほとんど純粋なジンで、その場にいた医師の誰もが死んでしまうようなアルコール濃度であったことを強調しました。後でわかったことですが、その時の値は538mg/mlで、飲酒運転の制限値の7倍近くありました。普段飲酒しない人は、400mg/mlを超えると死に至る可能性があります。わたしがこの状態で生き続けてちゃんと意識もあったのは医師たちにとって驚きだったようですが、それは長年の大量飲酒で耐性ができていたためでした。この程度のアルコール濃度であれば、たいていの人は昏睡状態に陥っていたでしょう。ところが、わたしは嬉しそうに座って、看護師さんとおしゃべりしていましたよ！

　退院後、最終的にリハビリ施設に入所するまでの6週間は断酒を続けることができました。退院から2週間後にあるリハビリ施設を訪れ、最終的に、そこが自分に合うと判断しました。それは、ロンドンの北

西に位置する都市、ノーサンプトンにあるアクエリアスという施設でした。特に印象に残っていたのは個人の責任という理念で、ドラッグやアルコールを使うかどうか強制するのではなく、クライアントに選択させるというものです。また、この都市自体に好感がもてたので、自分の人生を変えるには良い場所だと思いました。そして、それは現実のものとなりました。

　ノーサンプトンは市場が立つ中規模都市で、ロンドンに慣れ親しんだわたしにとっては非常にコンパクトで、生活のペースもかなりゆっくりしています。断酒生活を送るためには、環境を一変させて自分自身を変える必要があることを、心底痛感していました。この都市が、自分をゆっくり癒す場所であり、新しい生き方を学ぶ場所だと思いました。また、ASDについての理解を改めて深める場所でもあり、それが自分の未来を豊かにする鍵になると自覚していました。

まとめ

・一部のASDの人にとって、アルコールは長年にわたり、不安を和らげるための有効な手段である。しかし、過剰に摂取を続けると、不安の増大や死など、解決するよりもより多くの精神的、身体的問題を引き起こす可能性がある。

・ASDの人もそうでない人も、多くの成人は適度に飲酒しており、有害な影響は比較的少ない。飲酒が「問題」となるのは、生活の中で著しい支障をきたしているにもかかわらず飲酒を継続する場合であり、そうなると飲酒はもはや「選択」ではなく「必須」となってしまっている。

・ASDの人は、自分のアルコール問題がどれくらい深刻かをなかなか認識できないことがある。

・ASDの人はアルコール症が進行するまで援助を受けられない可能性がある。それは、そもそも人とのつながりが希薄なので、知り合いの誰かが専門家につなげてくれるということも期待できないからである。

第６章

アルコールを断つ

──支援とリハビリ

アルコールはもはや不安を解消するための有効な手段ではなくなってしまった。マットにはこれは高い代償を伴うものだった。というのも彼の人生すべてが崩壊し、底つきを体験したのだから。この段階になると、家族や友人への影響や、仕事や生活への支障は、無視できないほど顕著になるが、それでも多くの人は、身の回りの状況が崩壊しても問題があることを認めないかもしれない。結局最終的には、無視できない時が来るだろう。マットがもはや後に引けないと気づいたのは、今すぐに病院に行かなければ自分は死んでしまうだろうと悟った瞬間だった。NHS〔訳注：英国の国民保健サービス〕の調査では、2004年から2005年にかけての肝疾患による入院は3万5400件であった（Institute of Alcohol Studies 2006）。この数は過去10年のうちに100％以上増加している。ASD者は、抽象的に思考したり、まだ起きていない出来事を想像したりする能力が障害されているため、状況の深刻さを真に理解することはさらに困難であろう。他者からの警告がどれだけあったとしても、体験していない（すなわちかれらは現在まだ生きており元気だ）ことを、それが差し迫った状況（例えば病気や死）であると納得させることはできないだろう。

　この段階になると、治療選択の幅はかなり狭くなるが、その提供方法と信条は施設によって異なるであろう。また、よりASD者に適した方法もあるかもしれない。これらについてここで手短に説明する。本書が前提としているのは、ASD者はより社交不安障害になりやすいこと、そして調査がすでに示しているように社交不安のある人はアルコールで自己治療する傾向が倍以上であるということである。第1章で見たように、アルコール症の研究からは、依存症リスクを高めると思われる要因がわかり、アルコール症の家族歴、地理的条件、収入などが挙げられる。この場でこれらを詳細に検討はしないが、危険因子が多ければ多いほど、リスクは高くなることについては、はっきりさせようと思う。すべてのASD者や社交不安をもつ人がアルコール患者になるわけではないので、直接的な因果関係はない。

　アルコール症を合併したASD者の場合、ASD特性を前提としてアルコール症治療がなされるべきである。また、飲酒行動は非常に有効な対処戦略だったであろうということが、強調されるべきである。かれらの飲酒理由は非常に正当なものなのだ。つまり、かれらが知るかぎり、この世に存在するための唯一

の方法が飲酒なのである。社交上の混乱や周囲の期待から守ってくれているこのクッションを取り除くと、強い不安や抑うつが掘り起こされてしまうかもしれない。不安コントロールと断酒とは、歩調を合わせて同時に進められなければならない。重要なことは、支援者がASDに関する十分な知識をもっていることである、というのも、ASD特性のあるアルコール症者は、定型発達のアルコール症者とは多少異なっているだろうからである。アルコール症の根底には、酒の支え無しに世の中でうまく過ごす術を今から習得しなければならないASD者が、必ずと言っていいほどいることだろう。不安に対する自己治療としてアルコールがやはり必要だという欲求は、この類の人にとって特に強固だろう。その人がより自信をもって人と交流しアルコールという薬物への渇望を減らせるような、ソーシャルスキルを磨くプログラムもまた必要であろう。

　多くのASD者に有益であることが示されてきているもう一つは、自分の特性についての知識である。より自覚があればあるほど、より自分の限界と可能性を認識できるようになって自己受容が進み、それに伴い高い自尊心を身につけることができるようになる。ASD者は極めて頻繁に、社会の中で実際に異質な存在であることを痛いほど自覚しており、それを言葉にこそ出さないものの、羞恥心や不全感に終始悩まされている。飲酒は隠れ蓑になり得る。ASDについて学ぶことは、自らの行動や反応についての自己コントロール感を獲得することにつながる。テレビ番組がきっかけとなって正式な診断を知ったことは、マットがシラフのままでいられるようになるのに大きな役割を果たした。自分がなぜ不安を感じ見通しを求めるのかについて、長年の謎が解けたからである。

　アルコール症治療を受けているASD者についての研究はないので（筆者らが知るかぎり）、ここでは大規模な調査というよりも個人の経験や意見に基づいて述べる。この観点からすると、専門家のアドバイスを受けつつ、個人個人に合ったサービスを試行錯誤しながら見つけることが望ましいだろう。マットは、自身の入院中のリハビリ経験を本書で伝えている。プログラムに参加した当初は、彼も支援スタッフもマットのもつASD特性について気づいていなかったが、たまたま、そこは彼の特性に適した環境であった。そこで使用された治療法がたまたま彼のニーズに適しており、それは現在主流となっているASD者

支援、すなわち認知行動療法（CBT）に一致していただけであった。この治療法は行動を変えることに焦点を当てるものであって、非常に具体的かつ論理的であり、ASD心性には、情動に焦点を当てる精神分析的治療法よりも適している。

　以下では、アルコール症の治療法について簡単に説明する。不安コントロールも含めた選択肢を紹介し、その後マットのリハビリ体験談に続く。マットは再飲酒していないが、多くの人は再飲酒している。ASDにしばしば伴う不安や抑うつの治療における薬物療法は多岐にわたり、複数の薬物を効果的に組み合わせて用いることもある。一つの薬がすべての人に合うわけではないし、同じ種類の薬を使ってもその体験は千差万別だ。一人ひとりに合った治療法を見極めるには、専門的な医学知識が必要である。ここで紹介する薬物療法に関する情報は、あくまでも個人的な体験で裏付けに乏しいものである。しかしそれらをもとに、薬物療法という混乱と矛盾に満ちた大海原に、自分に適した支援探しのために乗り出せるかもしれない。経験者からの情報がある場合はそれを記載しているが、本書は現在使用されている薬物治療やその他の治療法のすべてを網羅するものではない。

治療と支援の選択肢

　個別ケースに基づくエビデンスによると、個人個人が受けるサービスや支援の質や種類は、英国全土で広く異なり多様である。素晴らしい支援を受けたという人もいれば、全くダメだったという人もいる。

地域の薬物・アルコール使用障害支援

　英国のほとんどの大都市には、依存症支援を必要とする人のためのサービスがある。これらの施設は、公的施設である場合もあれば、訓練を受けたボランティアが補助金を頼りに運営継続している場合もある。提供されるものはさまざまだが、多くの場合集団療法やカウンセリング、情報提供である。中には、飲酒への渇望を和らげるといわれている鍼治療等の補完療法を提供するところ

も現在ではある。また、若い人向けの疾病教育プログラムを行い、将来のアルコール症予防に努めているところもある。もし問題が入院や犯罪に至るほど深刻でないなら、この疾病教育プログラムが、飲酒問題について助けが必要だという事実を受け入れる最初の接点となるだろう。

解毒治療〔訳注：安全にアルコールを体から抜くこと〕

　一部の機関や個人クリニックではしばしば、在宅のまま断酒状態を維持するための支援を得られる解毒プログラムが可能である。解毒を試みる人には、十分な支援が必要である。飲酒を止めた結果引き起こされる離脱症状を軽減するために内服薬が処方される。最も一般的に使用される薬剤はクロルジアゼポキシドである〔訳注：長時間作用する抗不安薬。その他ジアゼパムやロラゼパムが使用される〕。解毒には通常1週間ほど要し、内服薬はその間に日ごとに減量していく。

自助グループ

　自助グループの中で最も有名なのは、アルコホーリクス・アノニマス（AA）である。ここには正式な会員制はない。酒を断ち切り、それを続けることが焦点である。AAには一切の妥協もなく、完全な断酒がゴールであり、節酒や減酒はゴールではない。AAは、アルコール症がなぜどのように発症するのか、あるいはアルコール症とは何なのか、ということには関心を寄せず、純粋に、自らが問題を抱えていることを自覚する個人を支援するために存在する。医学的疾患であるアルコール症が、個人を支配してしまっていると捉えている。いわゆる「12のステップ」〔訳注：回復までの12段階を設定しているプログラム。後述p.105〕には道徳的要素が含まれ、会員は遵守を求められるが、これは宗教的教義ではないと言われており個々の解釈は自由である。その他の自助グループは、地域サービスあるいは居住型ケア施設に属しているかもしれない。

　　ASDの男性「僕は5年間AAに参加していて、支援を前向きにとらえていたんだ。人と話すのは苦ではないよ…。自分で飲酒をコントロールできな

くなっていたから、自分の飲酒問題に真剣に取り組んだんだ。自分の人生なんだから自分でコントロールしたいものだよ」

代替療法

　鍼治療、催眠療法、栄養療法、リラクゼーション法などが酒無し生活を学ぶためのプログラムとして用いられることがある。これらは一般に、治療戦略全体の一部でありすべてではない。ストレスを少なく保つことができるならどのようなやり方であれ、飲酒欲求の低減に有効であろう。

デイサービス

　アルコール問題を抱える人々が日中過ごし交流できる場である、デイセンターを提供している機関もある。これらのセンターはたいてい、体系的プログラムの実施や、飲酒問題そのものへの介入はしておらず、特にホームレスや低所得者にとって安全な居場所となる。

リハビリテーションセンター

　これらの施設は、専門的支援を提供しアルコールから離れたところに身を置けるように、居住型ケア施設という形態をとっている。滞在期間は12か月以上となることもある。アルコール・コンサーンによれば（2006b）、この施設から退去して6か月後に50％の利用者が断酒を継続している。その人を長期間にわたり日常生活（およびそれに関連する飲酒習慣や飲み友達）から切り離し、治療の旅を同じくする集団の一員にするところが、このような施設の利点であると思われる。リハビリテーション手法はさまざまで、アルコホーリクス・アノニマス（AA）に推奨されている12のステッププログラムを用いているところもあれば、認知行動療法（CBT）、精神療法その他を用いているところもある。

・**12のステッププログラム**：これは前述しているが、アルコホーリクス・アノニマスの「12のステップ」に沿ったもので、アルコールに対して無力な自分を認識し、これまでの罪滅ぼしをし、そして酒なしで生きていく方法を学ぶ内容となっている。後にマットが指摘するが、ASD者の中には、AAの方法論で示される抽象的な「力」の概念をうまく捉えられない者がいるかもしれない。筆者の経験では、多くのASD者が信仰心をもたず、回復のための道徳的な根拠を支持しないであろう。このような人たちの治療成功率を確かめるためには、さらなる調査があらゆる形態の治療法について求められる。

・**認知行動療法（CBT）**：CBTは、セラピー（心理的な治療法の一種）に基づいた治療法で、訓練を受けた専門家が実施する。その理論的根拠は、人がどう考え世界をどう捉えるかがその人の行動に影響するというものである。考え方を変えるための技法を提供すると、それが、行動を変えることにつながる。これは、現在、ASD者に対して行われている最も効果的な治療法とされている（ただし、ASD者に合併するアルコール症治療法の調査研究として知られているものはない）。方法論が明確なので、ASD者には理解しやすい。この療法は、精神療法にあるような、過去の出来事を追体験して原因を探ることはせず、抽象的思考より具体的行動に焦点を当てる。

・**精神療法**：精神療法では、訓練を受けた治療者との対話の中で治療が行われる。セラピーの内容は治療者の学派によりけりである。精神分析の考え方をもって、フロイト理論を用い、精神疾患（つまりアルコール症も含む）は幼少期の葛藤からくるものという治療者もあれば、それ以外の考え方をもつ治療者もいるだろう。基本的にこれらでは、飲酒の原因や理由を究明するために、感じたことを話し振り返り作業を行う。精神療法は、アルコール症を合併するASD者の治療において幾ばくかの役割を果たす余地があるが、これには個別性が求められるだろう。本人は感情や感覚を言葉で表現することが困難かもしれず、そういう「困難さ」を目の当たりにした治療者は、本人の治療意欲を見誤ってしまうかもしれない。この患者集団においては、言語能力や理解力の違いにより異なる方法が必要となる。ほとんどの人がこういう時にはこうするだろうという仮定を、見直す必要

があるだろう。治療者は、過去が原因だと決めつけるのではなく、ASD特性がどのようなものか、そしてその特性が飲酒の必然性にどのように影響してきたかを理解する必要がある。

成功する策と失敗の結果

これまで見てきたように、アルコール関連疾患による入院患者数は増加の一途をたどっている。回復不可能なほど健康を損ねてきており、断酒を維持できない飲酒者を待っている結末は、死であろう（マットの場合はほぼ間違いなくそうなりかねなかった）。

・アルコール関連死者数は、過去10年間で2倍以上になっている。これは、英国における2005年の死者8386人に相当する（Office for National Statistics 2006）。
・自殺も、社交不安とアルコールの両方に関係している。アルコールの影響下で自殺する人は、影響下になく自殺する人の8倍になる。自殺者の65％に過度の飲酒との関連性があり、自殺する男性の40％が長年にわたるアルコール問題を抱えている。これは、自殺する人すべてがアルコール問題を抱えていると示唆するものではないが、精神的健康状態と問題飲酒の間には重なり合う部分が大きいことを示す明らかな証拠である。
・主診断であれ副診断であれ、「アルコールによる精神及び行動の障害」を診断名とする入院件数は、2005年中で9万件を超えた。
・治療導入期にアルコール症成人の約66％が、不安や抑うつといった症状を呈している（Mental Health Foundation 2006）。明らかに、これらの人々のすべてがASD者であるわけではないが、このことは非ASD者でさえアルコールと不安の間に関連性を示すという議論に、確かに重みを与えている。

アルコール症者が断酒を保てるかどうかは、多くの要因に左右される。治療継続することもその一つである。積極的に支援を受けるほど、断酒継続できる可能性は高まる。アルコール・コンサーンの調査（2006b）によると、一つ、

また一つと中間目標地点にたどり着くようにして進んでいく支援を受け続ければ、それが長期に及んで接触が密になるほど、到達できる中間目標地点が顕著に増えることがわかっている。中間目標地点には、社会的環境の改善、断酒、健康状態の改善、居住環境の安定化などが挙げられる。断酒率は、初回セッション後に25％であったのが6か月後には78％にまで増加した。酒はわれわれの社会に常に存在するものであり、それゆえアルコール症からの回復途中にある者がそれを避けることは難しい。回復過程においては、自分が体験していることを理解してくれる人たちに会い話をする場所があることが重要なようである。マットはこのような感覚を、リハビリという彼の旅路で確かに表現している。ASD者にとって、そして他の多くの人々にとっても疑いなく、断酒過程はただの始まりに過ぎないだろう。ストレス、不安、生活への対処の難しさは根本的にあり、なおいっそう顕著になると思われる。飲酒によって得ていた快適さは、もはや得られないのだ。それはとてもつらい時期となるだろう。このような人たちにとってのアルコールに代わる適切な手段を見つけるには、中心となる特徴を理解することが極めて重要である。抗うつ薬や抗不安薬による薬物療法、リラクゼーション法、ストレス・マネージメント、カウンセリングなどがその手段となるかもしれない。新たにわき起こった感情に圧倒されると、再飲酒してしまうことがある。

　2004年5月にノーザンサンプトンにあるアクエリアスというリハビリ施設にたどり着く前に、ワンズワースのコミュニティ・アルコール・チームから、リハビリ施設に入らなければ死ぬだろうと最後通告を受けていました。選択権はわたしにありましたが、地域のサービスが提供できる援助の限界を超えたため、施設入所が必要であると明言されました。わたしが行かなかったらどうなるかを聞くと、カウンセラーが空中に棺桶の形をスケッチしたほどでした。その時、決断がわたしの手を離れて、ほかに選択肢がないことに強い安堵感を覚えたのです。ロンドンを離れた方が得策かもしれないと思い、各地の治療センターを探しました。

　新しい町に引っ越して、全く知らない人たちと一緒に施設で半年間

暮らすというのは、当然大変なことでした。今考えれば、とんでもないことだったと思います。日常が大きく変わり、慣れ親しんだ生活から離れることは、ASD特性をもつ人にとって大きなストレスになることは間違いありません。しかし、短い断酒期間中に気づいたのは、長年わたしの存在を支えてきたアルコールや精神安定剤のサポートなしにうまくやるためには、自分の生き方や考え方に劇的な変化が必要であるということでした。

　ワンズワースのコミュニティ・アルコール・チームから、さまざまな種類のリハビリ方法からどれかを選択するように勧められました。提示されたもののほとんどは、AAの12のステップをベースにしたものでした。その中には、キリスト教のコミュニティで生活するものもありましたが、教会に行かない、宗教を信じないわたしは、全く興味がありませんでした。これまでAAに参加したことはありますが居心地が悪く、カルトのような雰囲気があると感じていました。AAの人たちは、自分たちに反論する人の考えを受け入れていないように思えたのです。かれらは、ほかの治療法を勧める人に、AAが唯一効果の証明された断酒法だと言いました。これは不当な評価かもしれませんが、わたしが経験したことの中から、わたしなりの意見を述べるしかないのです。アクエリアスは、宗教的な意味合いの全くない「治療共同体〔訳注：対等な話し合いの中で、コミュニティの責任と役割を共有するアプローチ〕」と説明されていて、わたしには受け入れやすいように感じられ、またAAよりもクセのない治療方法であるように思えました。

　そして、アクエリアスがCBT（認知行動療法）を採用していることを知りました。このセラピーは、自分の考え方を吟味し、それが「誤り」である場合（例えば、一般化する傾向がある場合や、小さなことが全体の視点を曇らせる傾向がある場合）、それを変えることを目的としています。依存的な行動につながる可能性のある考え方と感情の間に関連性があることがわかります。自分の考え方とそれに関連する感情に向き合うことで、行動を修正することができます。偶然にも、これはASDの人たちに最適な治療法のようです。非常に具体的かつ論理的

で、わたしにとっては「隙間を埋める」のに苦労しそうな説明のない部分がありませんでした。

　1週間のアセスメント期間中、近くの宿に宿泊し、日中はアクエリアスを訪問することになりました。そうすることで、このリハビリ施設と、すでに施設に住んでいる人たちの感触をつかむことができ、それによって入居者もわたしに対する感触をつかむことができたのです。わたしはさまざまな治療グループに参加し、居住者同士のコミュニティとサポートの本当の感覚を経験しました。

　施設への入居希望者は、会議に出席しなければならず、入居者たちは、入居希望者についての不安な気持ちを投げかけることができました。そして、すでに入居している人の回復を妨げる恐れがあると判断した場合には、施設に入れないという投票も行いました。そういう判断をするのは、入居希望者の姿勢に問題がある場合や、このリハビリが入居希望者には効果がないだろうと感じられる場合でした。

　施設に入ってまずわかったのは、グループへ参加することや、家事や買い物などのタスクをこなすことなどの決まった日課があることです。日課はキッチンに貼ってあり、1週間を把握するのにとても役立ちました。1週間のスケジュールを格子状にまとめることで、その時その時で、自分が何をすべきか、どこにいるべきか、を頭の中でイメージを整理することができ、わかりやすかったのです。この枠組みをリハビリ後の新しい生活にも取り入れ、1週間のスケジュールをベッドの脇に貼り、常に頭の中で先のことをイメージできるようにしています。この方法によって、多くのASDの人が非常に重視している、予測可能性と構造化の大切さを補う助けになります。

　グループワークは、「飲酒／ドラッグの代替手段（Alternatives to Drink/Drugs）」のレベル1とレベル2（通称ATD IとATD II）で構成されていました。ATD Iは、飲酒の危険性がある問題状況に対処するための短期的な戦略を形作るものでした。これは通常、不安やストレス、身近な状況など、飲酒の「引き金」を認識し、電話をかける、風呂に入る、散歩に出るなど、飲酒への渇望が襲ってきたときに時間を埋め

るための代替策を練ることが一般的なものです。飲酒欲求は20分程度続くと科学的に認識されているので、代替となる活動は少なくともこの程度の時間が必要です。ATD Iで学んだ戦略はとても基本的なもので、傷口に絆創膏を貼るようなものです。つまり、適切な支援が受けられるまでの一時的な戦略です。

　レベル2のATD IIは、自分の考え方や問題の捉え方を変えるという、より長期的な戦略で行われました。居住者は、「誤った考え方」がどのように飲酒の欲求に影響を与えるかを認識し、それを変えるよう教えられました。問題をありのままに認識し、その根底にある本当の恐怖に向き合って、それが現実に即したものか検討することが必要でした。恐怖や問題の妥当性が検討され、その現実味をどうやって効果的に評価するかについて考えました。

　このセラピーの大きなメリットの一つは、グループで行う作業の多くが非常に視覚的なものであったことです。フリップとホワイトボードを最大限活用して、問題状況のさまざまな段階とそれに対するさまざまな対処法について、四苦八苦しながらも学んでいきました。このプロセスには、十分理解できなくて、谷底に取り残されるように立往生してしまうような「穴」や隙間がないことに気づきました。各ステージを徹底的に掘り下げ、わたしたちの理解を確かなものにしてくれるので、結論が出せないようなことはありません。これは、それまで自分でもわかっていなかったわたしの思考プロセスの一面であり、今ではASD特性をもつ人たちに典型的なものであると理解しています。飲酒に至る考え方の誤りを認識し、治療するまでの全ルートを隙間なく説明されると、ちゃんと理解することができました。しかし、自力で理解できるだろうという前提で、ある項目が抜けていると、理解できないまま固まってしまいました。このことが、小学校から大学にかけての勉強のハンディとなり、自分は頭が悪いと勝手に思い込んで自己嫌悪に陥っていたのだと気づかされました。わたしはもともと知性に重きを置いているので、自分の欠点と向き合うのは大変なことでした。

　セラピーの内容が非常に具体的なので、自分にぴったりだと思いました。このセラピーは信頼性が高く、論理的であり、必要とされるのは妄信ではなく、直面している課題を現実的にとらえて、自分の恐れや不安を現実相応に感じられるようになることでした。

　わたしの回復の鍵の一つは、物心ついた時から抱えていた肩の荷を、アクエリアスが下ろしてくれたことです。いつも重要な引き金になっていたお金の問題は、シンプルになり、圧倒される前に対処することができるようになりました。以前は、ジャックダニエルのボトルを1本飲まないと、銀行からの手紙を開けることができませんでした。今は、何か困ったことがあれば、いつでも相談できるスタッフがいて、それを恥じる必要もありません。以前なら、人に迷惑をかけず、自分の問題は自分で解決すべきと考え、助けを求めるのをためらっていたかもしれません。しかしここでは、これまで飲酒につながりかねなかった悩みを解決する新しい方法として、助けを求めることが大いに歓迎されました。おかげで、今まで経験したことのないようなリラックス感を味わうことができました。不安がない分、今までにない環境の中で、困難な状況への対処法を学ぶことができました。

　共同生活では、誰もが自分のすべきことを理解し、酒やドラッグを使わずに生きていくために自分がどう変わるべきかを学んでいきますが、それはわたしにとって新しい存在に向けた理想的な実験場となりました。誰かに悩みを打ち明けることができ、不安や落ち込みという耐え難い重荷を一人で背負う必要がなく、頼れる人が常にいました。

　カウンセラーが強く主張した重要なポイントは、自分の責任で酒を断つということでした。AAのように、断酒を続けるのに「ハイヤーパワー〔訳注：人知を越えた力が断酒継続を導いてくれるというAAの考え方の一つ〕」にすがる必要はないのです。その力は自分の中にあるのだから、嗜癖行動につながる誤った考え方を修正する手助けが必要だったのです。この合理的で明快な主張は、わたしにとって全面的に信頼できるものでした。通常非常に論理的であるASDの多くの人々にとって、超自然的な存在が断酒を助けるという発想は、なかなか呑

み込みにくいものに思えるだろうと想像します。しかし、明確でわかりやすいガイドラインとシンプルなテクニックがあり、それを一度身につければ、あとは必要時に使うだけという考え方は、ASD特性をもつ人たちにとって非常に魅力的なものです。絶えず前に向かって進み続け、しっかりと学んだ教訓があるので、また酒を飲むことなど想像できません。

　構造化された環境、強力なサポート、経験の共有によって、わたしが断酒生活を送るための、そして自分のASDについてより深く学ぶための基盤を得ることができました。

自閉スペクトラムの自覚

　マットが自分のASDに気づいたのはかなり遅かったが、このような経験をもつ成人は増えつつある。ハンス・アスペルガーの研究は、比較的最近まで英語に翻訳されることはなかった。古典的自閉症は、典型的には知的障害を伴っており、アスペルガーと同時期の1940年代に活躍したアメリカ人〔訳注：オーストリア・ハンガリー帝国出身で大学卒業後渡米〕であるレオ・カナーによって提唱された。英語がカナーの母語であった〔訳注：母語はドイツ語で英語は渡米後習得。原文の誤り〕ため、カナーの提唱する自閉症に対する認知度の方がアスペルガーのものよりはるかに高かった。

　ハンス・アスペルガーの著作が翻訳されて以来、以前は愚かな子、乱暴な子、統合失調症、精神遅滞、その他多くの役に立たないレッテルを貼られていたであろう子どもたちが、次々と、ASDであると認識されるようになってきている。また、こういった子どもたちの診断を受けて、同じ家族の中で自認する者も出始め、関心が高まり、情報発信や研究発表がなされつつある。これらのすべてのおかげで、ASD特性がより多くの人々に注目されるようになってきた。インターネットは、個人が「口コミで広める」ためにオンラインネットワークや資料サイトを作成するなど、注目を集めるのに大きな役割を果たした。ASD研究の中でもASD特性の見方が異なり、治療すべき対象であるとするもの、好ましい特性としてむしろ祝福するもの、そしてその中間のものなどさまざまである。

　成人になってから自分が顕著なASD傾向をもっていることを自覚した人にとって、その後の旅は長いものになるだろう。今まで体験してきた困難さや他者と異なっているという感覚のすべてには理由があったことを知り、まずは安堵を覚えるかもしれない。これまでずっと自分が悪いと信じ込んでいたけれど実際はそうではなかったのだ、と衝撃的に感じる者もいるだろう。ASDを自覚し理解を深めることは、ほとんどの人にとってそれ自体がリハビリであり、自分が本当は何者で何を必要としているのかを知る機会につながる。この自己理解と自己受容のプロセスは、心から納得するまでに長い時間がかかることもあり、もしかしたら1、2年かかるかもしれない。それは、その人がなぜかわからないけどこれはこうなんだと思い込んでいたことの、根本的な見直しを迫るだろう。この新しい自己理解によって、今後はより生活しやすくなるかもしれない。

診断

　英国の公的制度を利用して診断を受けるには、かかりつけ医から適切な資格をもつ診断医に紹介してもらう必要がある。診断医とは、一般的には臨床心理士や精神科医〔訳注：日本においては、診断は医師のみが行う〕で、地域の病院（遠方にしかないこともある）やASD専門クリニックに勤務している。受診者が成人である場合、成人への対応に経験がある人に紹介されるべきである。なぜなら、子どもと成人の診断には違いがあるからである。診断料を支払う資金がある場合は、同じ専門家に依頼する私的なルートもある。2007年での費用は1000ポンド〔訳注：約15万円〕程度である。診断までどのような経過をたどるか、その実態についてはマットがさらに詳しく述べている。それぞれの診断医が異なる方法をとるかもしれないが、どの診断医も結論を下す前に一定期間、多くの個人的な情報源から幅広く情報収集する必要がある。

　なお、成人の中には、正式な診断を受けることを重要視しない者もいる。ASDに関する知識で、自分についての疑問に答えが出てくると確信できれば、それで満足なのである。自分自身を知ることができればそれで十分なのである。

ASDの男性「僕はASDという医学的診断を受けているわけではなく、単なる自己診断なんだ。医学的な診断がなくても満足しているよ。自分には非がないということがわかっているだけで十分だよ。自分の考え方に理由があるってことを教えてくれたんだ。それは言い訳じゃなくって、ちゃんとした理由があるっていうことだよ」

　公的制度を利用する場合、紹介を得るためには共感と理解を示すかかりつけ医が必要である。かかりつけ医がASD特性を知らない、ASD診断の可能性を認めようとしない、という報告もある。また、地域によっては診断待ちが長いこともあるかもしれないし、成人を扱った経験がない診断医に当たれば、本人が納得できないような期待外れの診断結果になるかもしれない。診断を受けるに際し事前に、以下のことを自分に問いかけることが有効である。

・私は自分がASDだと「わかっている」が、臨床家がそうではないと言ったらどうするだろうか？
・セカンドオピニオンを求めるか？（その結果、最初の診断が支持されるかもしれないとしても）
・自分探しを再び始めなければならないか？
・その診断を無視して自分がASDであるという信念を固く保持するか？

　正式な診断を受けることで何のメリットがあるだろうかと考えてみるのも大切なことだ。例えば、以下のようなことが挙げられるだろう。

・住居確保援助やソーシャルケア〔訳注：英国の高齢者や障害者に対する、地方自治体を財源とする公的介護サービス〕など、利用可能な生活支援サービスにつながる
・障害福祉につながる
・家族や友人、専門家に、重要なこととして扱ってもらえる
・自分自身がASDではないかという疑念に、「正式に」太鼓判を押してもらえる

　診断を受けるかどうかは個人的な決断であり、場合によっては他の人と相談しながら、慎重に検討する必要がある。また地域差も大きいので、地元でどのような選択肢があってどのような支援が受けられるかちょっと調べてみてもよいだろう。自分が受けた診断が信用に値し、診断後の支援も保証されている、と個人個人が確信できるためには、成人診断機関がより利用しやすくなり、一定水準以上の質を兼ね備えることが、強く望まれている。

　診断後に、何らかの継続的支援が受けられると考えるのは自然なことだ。しかし残念なことに、成人ASDにおいては専門家による支援が得られることは（英国では）まれである。成人期のASDに関する最も豊富な情報源はインターネットであって、本人、家族、専門家が自分自身と互いについて学ぶ場になっているようなグループやフォーラムなどその情報量は莫大である。公的サービスもあるが財政的に厳しく、順番待ちであろう。また、カウンセリングやコーチングといった民間サービスもあるが、高額な費用がかかることもある。

　　ASDと自分の関係を知ってからまだ4か月しか経っていなかったので、リハビリ中にできるかぎりASDについて調べたいと切実に思っていました。運よく、メインのセラピールームには入居者用にインターネットに接続できるパソコンがあり、このパソコンでより深くASDについて調べることができました。

　　調べれば調べるほど、その内容の多くに自分自身を認めることができ、興奮を抑えられませんでした。わたしは違うものの見方をする人間なのであって、ただ単にある時は愚かである時は賢いというだけでなく、どんな状況で自分がどうなるかが正確にはわからない人間でもあるというイメージが湧いてきたのです。

　　記事には、いつも水面下にあってわたしの人間関係で多くの問題を引き起こしてきた怒りについて記されていたのです。同じ映画を何回も連続で見たり同じ本を何回も連続で読んだりするといった、以前は不可解に思えたルーティン愛が、今ではASDという型に当てはめられるようになりました。幼少期から発揮された物事の正確な日付に対する驚異的な記憶力も、もっと大切なほかの情報が覚えられないこと

を考え合わせると、どう説明すればよいのかさっぱりわからなかったのですが、やっと理解できました。父を困らせたり、過去の仕事でわたしに多くの恥をかかせたりした常識のなさも、この症候群の一部でした。そういえば、実務的な作業を前にして怖気づいてしまうのも、わたしの不安の一因でありましたが、その根本的な原因を理解することができました。

　ASDの恋愛関係に関する専門家であるマクシーン・アストン〔訳注：ASD専門の認定心理士〕の本を読んで、ホームページから連絡を取り、相談の約束をしたのです。この時も、家族が相談料を負担してくれました。彼女の相談室は電車ですぐのところにあり、この面接は人生で最も爽快な経験の一つとなりました。45分ほど彼女と面接し、彼女はわたしが軽度のASDである可能性が非常に高いようだと言いました。わたしが常に抱えていた困難は他人からすぐに気づかれていたわけではありませんが、その原因が、やっとわかったような気がしたのを覚えています。その後、何度か来室するうちに、自分の体験とASDとの関連について、よりまとまったイメージができあがってきました。特に印象的だったのは、自分ができなかった機械操作などの簡単な作業を誰かがやってくれるのを見たときに、わたしがどんな反応をしたかを説明した時です。マクシーン・アストンに、ほかの人が機械操作をするときに、どう見えたか説明してほしいと言われ、目の前で手品が披露されているかのような映像をまざまざと思い起こしました。それは、わたしには解明できないイリュージョンだったのです。

　自分のASDを確信することで勇気づけられ、ノーサンプトンシャー州の自閉症協会に連絡を取りました。すると、ASDの診断を受けることができる、地元の病院を詳しく紹介してくれました。ノーサンプトンのリハビリ施設を選択できたのは本当に幸運でした。なぜなら、ASDの成人が診断を受けることができる、英国でも数少ない病院があるからです。あとは、わたしのかかりつけの医師に紹介状を書いてもらうだけでした。わたしは親身になってくれるかかりつけ医に恵まれましたが、医療関係者に思いを汲んでもらえず困っている人は

116

たくさんいるのです。わたしは、なんとか紹介状を書いてもらったものの、病院からの連絡は3か月待ちました。心理士がわたしの背景をできるだけ完全に捉えることができるようにと、本人と家族が記入する質問表の束が送られてきました。それから2か月ほどかけて、クリニックに通って何度も面接を受け、学歴を知るために学校の成績表も提出することになりました。最も大変だったのは、一般的な知識、視覚、空間、言語能力、問題解決能力などを調べる一連の検査でした。

　ついにASDと診断されました（p.164、訳者解説参照）。この診断を受けた時、わたしは大喜びしました。自分が軽度のASDであること、それが人生で経験した問題や成功のいくつかを説明できることを、心のどこかでわかってはいました。ASDについての本を読み、「これはわたしだ！」と頷き続けている自分がいました。ネットでいろいろ調べてみてわかったことは、ASD特性のストレスや不安という側面が、ただ単に日常生活を送るだけなのに常にどこかで感じていた恐怖感を説明できることです。目覚めている間わたしの思考を満たしているこの名もなき恐怖を止めるために、可能であれば副腎〔訳注：ストレスと関連が深い臓器〕を摘出する手術を受けたいとよく思っていました。

　きちんと一日の計画を立てる、問題を適切に捉える、ネガティブな状況を大げさに考えずそれに振り回されないようにする、といった新しい生活スキルをリハビリ施設で学ぶにつれ、この診断のほかの、よりポジティブな側面が明らかになったのです。例えば、それまで20年間何軒かの本屋で働く中で、さまざまなスキルが役に立ちました。

　驚異的な記憶力のおかげで、現代美術の知識もなかったのにアートギャラリーを経営したり、英国最大の語学書店では、これまた未経験の分野なのに誰も知らないような言語を扱う部門を運営したりすることができました。コンピュータを使わなくても本の詳細が思い出せるので、お客様からの問い合わせに対応するスピードが格段に速かったのです。わたしにとっての一般常識から、国や言語、書籍の仕入れ先などの関連付けができ、本の注文がより効率的にできました。また、細かいことを調べるのが得意で、どの言語がどこで、なぜ使われてい

るのか、地理的・歴史的な背景を調べることに夢中になっていました。これはもちろん、わたしの仕事が、ASD特性としての特別な興味の対象になったということてあって、今ではASD心性をもつことのポジティブな面を見ることができ、わくわくしています。

　わたしは、ノーサンプトンシャーの自閉症協会で事務パートとしてボランティアに参加しました。ここでは、ASDの人たちが直面するさまざまな問題についてより詳しく知ることができただけでなく、近親者に当事者がいたりしてASD特性を身近に体験している人たちにも出会うことができました。そして、物質乱用の根本的な原因を理解することに深い関心を抱いていたわたしは、アルコール症／物質乱用と、ASDの人がしばしば抱える強い不安との関連性を調べることにしました。もともとわたしは、大きな不安を抱えているときに、すぐに使える精神安定剤としてアルコールを使う傾向があるということはわかっていました。それは対人的に困難な状況だけでなく、上司やお金の問題が絡む状況でもそうでした。そういう状況では、頭がフリーズして、誰とも関わることができなくなるのです。そして、こういう状況では、実務的な作業を頼まれたときと全く同じ気持ちになることに気づきました。わたしは全く役に立たない人間だと思ってしまいそうになるところですが、それでも自分には豊富な知識があり、そのおかげで本屋て良い仕事ができていたのだということはわかっていました。

　リハビリ施設で過ごした時間にはさまざまな側面があり、それはわたしが断酒について継続的な教訓を得るための完璧な環境を作り出していたと思います。夜中でも人に助けを求めることができるのは、悩みを抱え込み、解決策はもうアルコールしかないというほどに不安を募らせる傾向がある人にとって、素晴らしい頼みの綱となりました。また、刑務所に入る、近親者を亡くすなど、より困難な状況を経験した人たちと経験を共有することで、自分だけが悩んでいるのではないことを実感することができました。抽象的な他人の不幸話よりも、実体験に基づいた話はとても印象に残っています。

　週1回のマンツーマンセラピーで、先入観なく、専門的な知識を教えてくれる人と信頼関係を築くことができ、今まできちんと話せなかった人生経験について、公平な立場でアドバイスがもらえました。毎晩、食卓を囲んでの団らんなど、小さなことでさえ、他人との関わりを断っていたわたしのような人間には素晴らしい経験でした。飲酒生活の終わり頃には、しばらく固形物を食べず、ほとんどジンだけで生活していました。それまでほとんど食べていなかったのですが、食事をとるようになると食欲が復活し、食事時には猛烈な勢いで食べたくなるのでした。これは多くのアルコール症患者の典型的な経験であることがわかりました。

　ロンドンで生まれ育ったわたしはずっと、ほかの場所には絶対に住めないと思っていました。しかし、ノーサンプトンのような中規模都市での生活は、ロンドンのような巨大都市よりもはるかにリラックスでき、過ごしやすいことに気づきました。ノーサンプトンには徒歩で行けないところはほぼないので、徒歩で移動するのがほとんどでした。必要な機関や店は、すべて町の中心部にありました。ノーサンプトンはずっとゆったりした生活ペースなので、たまにロンドンを訪れると街の混雑と人々の移動の速さにカルチャーショックを受けました。現在住んでいるブライトンでの生活は、ノーサンプトンでの生活と同じような経験で、わたしにとってより過ごしやすい町です。ストレスが少なく、移動の見通しが立ちやすく、ロンドンよりもASDの人にとって暮らしやすい街だと思います。

　ロンドンでの飲酒は、バスや地下鉄での長時間の移動の前、あるいは移動中が多かったのです。これらの移動は、わたしにとって非常にストレスの多いものであったことに気がつきました。移動先で想定外の事態が生じること、ロンドンのどこかで足止めされること、家に帰る方法がわからなくなることを、無意識のうちに心配していたのだと思います。また、ロンドン市内の移動中にトラブルや暴力に巻き込まれないか、という不安もありました。今まで考えたこともなかったのですが、ASD的な思考が原因で、移動中の予期せぬ出来事に関して

大きなストレスを感じていたのだと、今さらながら気づかされました。普通の人から見れば、こんなふうに感じてしまうのは考えられないことかもしれません。しかし、ASDの人にとって、呼吸するのと同じくらいよくあることなのです。

友人や家族の支援

ASD者は交友関係が狭く、この困難な時期を乗り越えるために友人の助けを求めることができないかもしれない。もしその人が社会的に孤立したままなら、酒のない新たな生活を確立することは困難である。孤独感や疎外感あるいは「馴染めない」感覚を解消する手段としての飲酒行動、という元の木阿弥になるのを防ぐために、何らかの支援ネットワークを構築することが重要である。

お酒を飲んでいる期間、家族はわたしの飲酒量とその影響に絶望していたはずなのに、わたしを応援することを決してやめませんでした。母、姉、義兄、そして親友の無条件のサポートがあったからこそ、わたしはここまでやってこられたのです。わたしが過去にどんなことをしても、見捨てないでいてくれて、応援してくれていることを知ったとき、大きなエネルギーを得て、大変な時期を乗り切ることができたのです。リハビリの過程では、身近な人たちの励ましやサポートが何よりも大切だと、わたしは思います。他人のためではなく、自分のために回復しているのだということを常に意識するように言われましたが、大切な人に、達成したことを褒められ、頑張り続けるように励まされたことは、計り知れないほどの助けになりました。

以前のわたしはとても不愉快で嫌味な人間だったので、アルコールによって怒りが増長されていたということは自覚しています。怒りはASDの一部であることが多いと知り、大変興味をもちました。わたしは獰猛な気性であることを自覚しており、それをコントロールできなくなることを恐れて、いつも大爆発を抑えるようにしています。これまで、さまざまなパートナーを含む多くの人々を遠ざけてきてしま

いましたが、シラフとなった今のわたしは、不満ばかり抱えていたこれまでのわたしとは違います。

出口が見えた

　現在も抗うつ薬のフルオキセチンと、肝硬変による消化管の血管出血を防ぐための薬（ベータ遮断薬）を服用しています。最近になって、フルオキセチンを含むSSRIとベータ遮断薬の組み合わせは、ASD特有の強迫行為や極度の不安に対処するための理想的な組み合わせであると多くの人が考えていることを知りました。ASDを抱えた専門家として知られるテンプル・グランディンは、この種の薬物療法によって、ASDの患者たちの強烈な不安は計り知れないほど軽減されると考えています。

　リハビリセンターでの6か月間のリハビリを終え、さらに10か月間、近くのサポート付き住宅で過ごしました。ここではより自由にボランティア活動を行い、より自立した生活を送ることができました。リハビリセンターでは相変わらずグループセラピーや個人セラピーに参加していましたが、徐々に自立していきました。やがてわたしは、リハビリ施設で学んだことはどこででも役に立つということに気づき、自分が思っていたような快適で安全な保護的環境の中にいる必要はないのだと思えるようになりました。

まとめ

- 支援が多いほど、再飲酒に陥る確率は低くなる。
- ASDの人が診断を受けること、ASDの特性を自覚することは、アルコール症の回復過程にとって大きな意味がある。
- アルコール症の人と関わる専門家にとって、適切なコミュニケーションや支援のために、ASDについて十分な知識や理解をもつことが大切である。
- ASDの人に適した治療方法を勧めることは、回復を支えるうえで重要である。
- 認知行動療法は、ASDの人の不安に対する治療として有効であると考えられている。

第 7 章

酒を乗り越えた人生

——ASD的アルコール症者の回復

なんと希望がもてず悲観的なことだろうか！　適切な治療と支援を受ける人には、新たな生き方が待っている。この最終章では、アルコールまたはその他の抗不安薬といったごまかしの方法を使わずして、ストレスなしの安定した人生を送るために、ASD者が用い得る戦略や手法について考えてみたいと思う。以前なら酒に走っていたようなことでも今では全くストレスを感じないようになれたマットが、どうやってそれを成し遂げたかについて語る際の発言で、私が気に入っているのはこれである！　「僕のくよくよ神経はもう切断しちゃった」

　　率直に言って、わたしの人生は二つの事柄によって全く変わってしまったといえます。ノーサンプトンのリハビリ施設で受けた素晴らしい治療、そして診断を受けた後の現在の自己理解です。アクエリアスを去る時にわたしが一番恐れていたことは、そこで学んだことをすべて持ち帰ることができるかどうか、また、飲んでいる時に犯した考え方の誤りを繰り返してしまうのではないか、ということでした。しかし、わたしはリハビリで得られた教訓を心に刻み、全く新しいあり方を学んだので、アルコールに頼ることなく、私生活上の波乱を何度も乗り越えてきました。

　　リハビリの間、そのまま社会復帰を目指すよりも、20年以上のブランクがありましたが、もう一度勉強してみようと思い立ちました。医学図書館でのボランティア活動がとても楽しかったので、図書館司書の訓練に挑戦することにしました。皮肉なことに、この職業選択は10代の頃にも考えたこともあったのですが、家族や先生から、その年齢で選ぶには「退屈」すぎると止められていたのです。友人からブライトン大学のコースを勧められ、理想的なコースに思えました。早速、応募して面接を受け、入学が決まりました。パソコンが使えるようになったことで、以前よりずっとストレスなく手続きができるようになりました。人生の次のステージを準備するのに、何度も電話をかけたり何度も足を運んだりする必要はなく、大部分はネットで済んでしまいました。

　また、自分の診断を公表することのメリットも初めて知りました。申請書に自分の診断名を書いたら、すぐに障害者担当の方との面談の予約が取れました。資料でもカウンセリングでも、驚くほど多くのサポートを受けることができました。また、大学内にある成人学生向けアパートの部屋を提供してもらえて、課せられた責任はかぎられているので（生活費は払ってもらえて、わたしは自分のことだけを考えておけばよかった）、これもリハビリ後の生活に慣れるのに役立ちました。

　勉強を始めると、すぐに苦労が始まりました。情報学の修士号を1年で取得することを選択したのですが、精神的な心構えができていない課題に挑んでしまったことにすぐに気づきました。リハビリからそのまま修士課程に進学したのは、友人や家族など周囲の人たちに、自分には価値があることを証明するために選んだことでした。今となっては、それは必要ないことで、もっとシンプルな生活が必要なのだと思います。自分らしく、自分のことを大切にできることが、もっとも望ましい生き方だと思います。

　もがいてどんどん落ち込んでいくよりも、講師陣に「パートタイムの学生になる」とだけ伝え、最終的には修士課程のコースから完全に退学しました。この決断をした時、わたしは大きな安堵感を覚えました。また、わたしにとって全く新しい問題解決の方法でした。無理して惨めになるようなことをするのではなく、方向転換し、助けを求め、周りを見渡してから、自分の人生をどうするか決めることにしたのです。以前であれば、このままコースを続けて、楽しくないことでもお酒の力を借りて無理矢理こなしていたかもしれませんが、今となっては、こういうところがアルコール症という自分の顕著な特性だと認識しています。仕事や私生活の問題は、過剰なアルコールの使用で取り繕っていました。自分の本心に触れないためのアルコールさえあれば、本当は心のどこかで感じていた惨めさや心の不快さを抑えることができていたのです。

　同時に、ASD特性があることを新たに認識したことで、社会的な場面でミスをしたとき、指示通りに動けないとき、これまでは対処て

きなかったような生活面での困難に遭遇したとき、自分に対してより寛容になれました。

　わたしは自分自身にキレて、自分の愚かさと無能さに怒りを爆発させる代わりに、何も好き好んでどんくさくなったわけではなく、これも一つのあり方なのだと自分に言い聞かせてスルーするようになりました。自分の周りで起こっていることをちゃんと理解できないことがあります。でもそれは、わたしのせいではないので、できるかぎり最善の方法で自分の人生を生きていくべきだと思います。

自己受容

　自分が何者なのか、自分の長所と短所は何なのかをしっかりと認識し理解することは、誰にとっても、精神的健康や幸福を維持するために重要なポイントである。このことは、とりわけASD者に重要である。というのも、ASD者が見る世界は他の多くの人が見るそれとは異なっており、自分のニーズを主張するにはしっかりとした自己理解が必要だからである。そして同時に、他の人は全く異なる視点をもっている可能性が高いことを理解しようと努力する必要があるからである。しかしこれは容易なことではないだろう。

　この自己理解を得るためのポイントは、自身の特性についてできるだけ多く学ぶことである。書籍やインターネット上の掲示板、フォーラム、研究関連サイトなどには、ASDに関すあらゆる情報がある。ASDに関してできうるかぎり多くの視点や見解を吸収することによって、自分が属するASDコミュニティについてはっきりとしたイメージを得ることができる。この自己理解は、自分の長所と短所についてより明確な考えを得るのにも役立つだろう。何年もの間、その日一日を過ごすために酒を必要としたという事実は、再飲酒に至らないためには劇的な変化が必要だと認めるための十分な手がかりになるはずである。結局かえって体調を崩してしまうような酒に走る原因となるストレスから自身を守るには、自己理解を深めて、自分自身の人生の主導権を握らないといけない。

　お酒をやめてからは、飲んでいた時よりも、自分のASD的な特性が前面に出てくるようになりました。集中しにくくなり、興味を引かれたものには、すぐに気が散ってしまうのです。さらに、毎晩『モスト・ホーンテッド（Most Haunted）』を見たり、毎日スターバックスでコーヒーを飲んだり（しかも同じ飲み物）、特定のテレビ番組や日課に夢中になっています。今思えば、酒を飲んでいた頃に近所のパブによく行っていたのは、お酒はもちろん、それと同じくらい親近感や安心感を得るためでした。家で飲んでもよかったのですが、場所とお酒の組み合わせが決め手となり、このような習慣になりました。また、問題に直面したとき、以前よりずっと心が「フリーズ」してしまいますが、それは単にわたしが自然体にいるようにしているからです。失敗しても、以前飲んでいた時のように心の中で自分を責めないようにして不安を避けて、失敗することを許します。以前は自己嫌悪と怒りの感情に打ちのめされていましたが、今の心の内はとても落ち着いています。わたしは間違いなく、経営者としては以前ほど有能ではないかもしれませんが、周りにいる人たちにとっては、もっといい人になっているはずです。そして、わたし自身にとっても、今の自分の方がつきあいやすいと感じるのです。

恋愛関係

　ASD者の生活における恋愛関係の存在もストレスを誘発する要因となる可能性を孕んでいるが、これは必ずしも、恋愛関係における特異的な困難さにその原因があるのではない。交際相手の望むことを考慮に入れてそれに応えるために思考と努力が必要となり、すでに残りわずかな心的エネルギーがさらに枯渇するという高い代償を払うこととなるのだ。飲酒問題から回復しつつある人が新たな恋愛関係を始めるときには、不安やストレスを少なく保つように用心する必要がある。

　ASD者にとって恋愛関係をよいものにするには、一定の前提条件がある。もちろん、この前提条件を満たさずに長続きする関係もあるが、よりストレス

が多く、その人の情緒的許容量を超えるほど心をすり減らす可能性がある。アルコール症回復者にとって心に留めておくべき最も重要なことは、再飲酒に至るかもしれない状況に身を置いてはいけないということである。あくまでも恋愛関係は回復の二の次である。交際相手はこの危険性を十分に認識し、ASD者の最優先事項は当人の安全であると理解しなければならない。

　生活の一部をパートナーと共有することは、多くの人が望むことであり、交際したい、セックスしたい、愛情を分かち合いたい、世話してもらいたいといった思いを満たすことができる。が、自分以外の誰かのニーズに応えることが難しく、パートナーと過ごす良さが帳消しにされてしまうなら、話は別である。生活を別にすることはこれらの問題に対する答えになるかもしれない。その方が、ASD者にとっては一人の時間を十分に確保でき、交際相手にとっても、関係にいくらか疲れを感じているとすれば、つかの間の休息になるだろう。以下は、カップルで考えるのに役立つポイントである。

双方に求められること

- ・ASDと、ASDが個人に与える影響について、すべて知る。
- ・相手は「間違っている」のではなく、ただ「異なっている」のだと理解する。
- ・双方が、ニーズや自分特有の性質について心を開いて正直に伝え合う。相手の気持ちを察した気になって思い込んでしまうと、うまくいかないであろうし、それは避けるべきである。
- ・身体接触やその他の感覚問題、気持ちの表し方、非言語的コミュニケーション、譲歩できないルーティンといったテーマについて話し合う。
- ・自身のニーズを満たすためには、それぞれが相手の望むことを叶えなければならないと理解する。
- ・相手が必要としないことなら、相手は自分に求めないだろうと互いに信じる。（求める理由を理解するかどうかにかかわらず）
- ・互いの耐えうる負担の程度を知り、ストレスが危険域に到達する前にどうにかやり過ごせるような逃げ道を確保する。

非 ASD 者に求められること

- ・ASD 者は気づかい、愛、愛情をもっていないというのは、一般的に事実ではない。もってないというよりは、人と違う形で表すということを理解する。
- ・自分の役割が対人コミュニケーションにおける翻訳者であることを自覚し、そうすることで、ASD パートナーの人づきあいに対し責任感をもつ。
- ・ASD パートナーは精いっぱいやっていると信じる。
- ・「物事をちゃんと理解する」ことができないということをずっと自覚し続けてきた ASD 者は、批判を必要以上に重く受け止めることが多い、ということを知っておく。
- ・困難な話題は、物静かに、感情に走らない言葉を用いて話し合う。そうすると ASD パートナーは、言われたことをよく聞き理解しやすくなるだろう。
- ・分厚い面の皮を手に入れる。無神経な正直さに対処するために！
- ・自分自身の社交上の楽しみや活動を維持し、そのことで相手に頼らない。なぜなら相手は希望に沿えないかもしれないし、進んで希望に沿ってはくれないかもしれないから。
- ・オンライングループやフォーラムを利用したり、ASD の恋愛関係分野の文献（Aston 2003、Hendrickx and Newton 2007、Hendrickx 2008、Slater-Walker and Slater-Walker 2003、Stanford 2003）にあたったりすることにより、同じような境遇の人たちから価値ある支援を得る。

ASD 者に求められること

- ・どんなに難しいと思えるときでも、積極的に妥協し相手の希望に沿う。
- ・自らの行動（例えば引きこもりや別行動）の理由を明確に説明し、相手を拒絶しているわけではないことを理解してもらう。

　キース・ニュートン（Hendrickx and Newton 2007）は、恋愛関係について次のようにアドバイスをしている。「相手のためにできることは何でもしてあげよう。しかも、頻繁に！」
　ASD パートナーをもつことは、多くの点で普通と異なり、そのうちのいく

つかは非常に好ましいことである。ASDをもつ交際相手は、以下のようであるかもしれない。

・二枚舌がまるでできない。共感能力に乏しいため、ASD者の中には、相手の立場になって考えてその人が信じているであろうことを察することができず、嘘をついたりごまかしたりすることが苦手な人もいる。自分の頭の中を整理するのに手一杯で、他人の考えを理解する余裕なんてない、と言う人もいた。

・ある話題に卓越した知識をもち、そのために話が弾む。(特に、互いに趣味が共通の場合)

・天使のような、左右対称の顔立ちをした美貌の持ち主である。(Attwood 2006)

・手堅く、信用できる。偶発性や変化を嫌うので、有言実行する傾向にある。

・義理堅い。その人のニーズを満たしている恋愛関係であれば、別れることは理にかなっていない!

・優しい (特にASD男性)。これをその人ならではの魅力だと感じる女性もいる。

　女性とつきあうようになり、短期間の交際も経験し、アルコールに頼らずとも充実した生活ができることがわかりました。さらに、それまでお酒で痛みを紛らわせていた、大嫌いだった恋愛の終わりも経験しました。今のわたしにとってはお酒で紛らわすという選択肢はないので、喪失感や憂鬱感、怒りや絶望感を味わいながら、自分自身に忠実に生きているのだということを実感しつつ、ごまかしの手段に頼らなくても対処できることを証明することで、よりタフな人間になれると思っていました。

　わたしは、成熟した共同生活のために今のライフスタイルを変える気になれないことを自覚しているので、今のところ交際はしていません。ただ自分を楽しませて気まぐれに好きなことができ、相手に説明したり言い訳したりする必要がないのは、あまりにも幸せなことです。

カップルという親密な関係の中でさまざまな経験を共有する喜びは恋しいですが、ありのままの自分を受け入れてくれて、一緒にいて落ち着ける相手には、もう出会えないかもしれないと受け止めています。

人づきあい、交友関係、社交状況

　AS者は、自分以外の他の人はみな、飲み会やランチ、夜のお出かけなど充実した活発な社交生活を送っていると、想像しがちである。そして、自分だけがその仲間から外れていると思い込んでしまう。メディアは、大勢の友人たちと楽しく過ごす人々を描いている。しかし私見であるが、ほとんどの人はテレビや映画で目にするような生活を送っているわけではなく、こぢんまりとした対人ネットワークの中で過ごしているのではないだろうか。社会が何をもって「普通」とするかにかかわらず、自分に合った人づきあいの距離感を、経験を通じて見出すことが大切である。多くのASD者は集団との関わりが苦手で、一対一で友人に会うことを好む。集団が大きければ大きいほど、非言語的コミュニケーションや社会的合図をたくさん察知する必要があり、ストレスや疲労の原因になるのだろう。信頼できる人が一人か二人いれば、ASD者の対人交流がうまく進むよう促し、何を求められているのかわからなくなり混乱したときに、上手に導いてくれるだろう。そのためには、ASD者が自分の特性について率直に言葉にし、助けが必要だときちんと伝えることが重要である。これは難しいことかもしれないが、誰にも伝えず、誤解されたり無礼に見られたり排除されたりする、そして当の本人は自分が何をしたためにそのような事態を招いたのか自覚しない、そういったリスクを負うよりも、より有益な結果をもたらすだろう。

　街をぶらぶら歩き、カフェで新聞を読んだりコーヒーを飲んだり人間観察をしたりして時間をつぶすことが多いです。人に連絡を取り、話をしたり手紙を書いたりすることはできますが、それをしなければならないという義務はありません。わたしは完全に自由な身であり、こういう生き方がわたしにはピッタリです。誰かの意向に左右される

かもしれないと思うと、内心ゾッとします。自分自身についての理解が深まりつつあると思いますし、しかも、他人とあまりコミュニケーションを取らずに自分一人で自己理解を進められることにとても満足しています。小さな友達の輪の中でなら、誰とでも簡単に会う約束をすることができます。自分の友人関係をあまり混ぜないようにしています。わたしは、友人たちを知人という大きなコミュニティの一部ではなく、それぞれ全く別の存在として見ています。

　人と会って食事をしたり、映画を観に行ったりする約束が楽しみなのです。仕事と並行して、1週間を有意義に過ごすことができますし、良いルーティンは時間が経つのを忘れさせてくれて、過去の後悔を考えないで済むようになりました。

　仕事帰りに同僚とパブに行くようなつきあいはあまりしません。一緒に映画を観ることはありますが、その後は自分のことをするのが好きです。

　子どもの頃以来の感情を再発見することができました。わたしは、生活の中のささいなことに最大の喜びを感じています。新聞を読みながら飲む一杯のコーヒー、青空にそよぐ風、小鳥のさえずり、そして浜辺に打ち寄せる潮騒。これらは、大人になってからの人生で覚えているかぎり、最高の満足感と安らぎを与えてくれるものです。

　わたしは自分の人生で、いつものどかな生活が続くとはかぎらないと思っているし、問題や不安はつきものであることもわかっています。しかし、この数年間の困難を経験することで、不安に対処するための新しい方法を学び、見通しをもてるようになりました。さらに、家族や、困難な時期以前には知らなかった多くの素晴らしい友人に支えられているということも自覚しています。困難だったこの時期の一番の収穫といえば、今やわたしの人生に欠かせない存在となった多くの人々との新たな出会いをもたらしてくれたことです。

仕事

　恋愛などと同様、ASD者の就労に関わる問題についても、飲酒といった過去の不健康な対処行動に頼ることなく、個人の限界と能力に適した解決策を見出す必要がある。どんな仕事が適しているかを判断したり新しい履歴書を作成したりするとき、特にしばらく失業していた場合には、ジョブセンタープラス〔訳注：公共職業紹介機関で、日本におけるハローワークに近い〕が頼りになるだろう。アルコール症やASDを開示するかどうかの判断は、難しい。個人個人の能力に応じた雇用が確保されるべきであると法令に定められてはいるものの、悲しいことに、多くの障害者は雇用主に冷ややかな視線を送り不信感を抱いている。なぜなら、ニーズに対応しきれないとかあまり休まれては困るとかいう理由で雇用主が自分たちを排除するだろうと感じているからである。特性を開示しないことのデメリットは、万一本人が対応に苦慮するような問題が発生した場合、雇用主が適切かつ迅速に対応することが難しくなることである。開示したことのない人には、いざとなったら仕事を辞めるしかないと思っている人もいるだろうし、自分の能力を最大限発揮するために何が必要かを示せず解雇される人もいるかもしれない。その結果、収入を失いお粗末な職歴を更新させるのみならず、自尊心ややる気が低下し、ひいては、適した仕事を見つけるための再挑戦からさらに遠のくことになってしまう。

　マットは、就職の足がかりとしてリハビリ中にボランティア活動を利用した。これは、技術を習得して自信をもち、どのような仕事であれば自分の能力の範囲内で楽しみながらできるかを考えるのに非常に有効なやり方であろう。ASD者は、特定の興味に集中し自分にとって利益にならないと思える活動にはほぼ意欲を示さないため、かれらの興味、能力、やる気の活性化にぴったり合う仕事や職場を見つけることが必要不可欠である。

　　ほとんど偶然に、仕事の世界に戻るよい方法を見つけました。アルバイトしか募集していない書店に応募しました。全く働かないこととフルタイムで働くことの妥協点として、これまで思いつかなかったことです。仕事というものを、0か100でしか考えていなかったのですが、

改めて考えると極端な白黒思考の典型です。この本を書くだけでなく、自分の経験について講演をするなど、ほかのことに時間を割くことができ、こういう生活スタイルがわたしにぴったりだということに気づきました！　さらに、仕事の合間を縫って、生活の中のちょっとした楽しみを味わうといった、今までできなかったことをする余裕ができました。海辺を散歩したり、季節の変化を感じたり、ウィンドウショッピングを楽しんだり、カフェで人間観察をしたり…。普通の日常生活から「ドロップアウト」したように聞こえるかもしれませんし、わたしもある程度はそう思っています。わたしは大きな不幸や病気、悲しみに見舞われた時期を経験してきたこともあって、自分らしく人生を楽しむことに何の抵抗もありません。かろうじてこのような生き方ができるのは、わたしの人生の最大の目標である長期的な断酒に大いに役立っています。

　仕事で問題にぶつかったとき、以前なら自分の愚かさを恥じて火照り、自分の無価値さ（当時はそう思っていた）の重さにうなだれていたところですが、今のわたしはそういうことも受け流すことができるようになっていて、自分にプレッシャーをかけたりはしません。わたしは、自分にとって簡単にできることと難しく感じることとのギャップを自覚しています。脳の働きが違うので、情報を簡単に思い出すことができ、ほかの人が考えもしなかったようなテーマ同士を結びつけることができるのです。

　また、お客さまが魅力を感じて購買意欲をそそられるような本の陳列など、創造性や想像力が必要な仕事を任されると苦労します。スタッフから見本を見せてもらっても、どこがどう成功しているのかがわからないのです。これは、ファッションやインテリアの問題でも同じことがいえます。ある見た目がよくて、別の見た目がダメな理由が全くわからないのです。一個人の選択という、全く恣意的なものであり、曖昧で根拠のないものに対して、ある人の趣味がほかの人の趣味よりも重視されるべきという論理的な理由はないように思えます。

対処戦略

　再び飲酒に走る可能性のある引き金を強く意識しています。主なものは、金銭的な問題や、債務を果たすことへのストレスです。以前お酒を飲んでいた身近な状況（パーティに参加すること、パブにいること、サッカー観戦することなど）にいると、強い誘惑を感じることがあります。「どうしてみんなは飲めて、自分は飲めないんだ?」という思いとともに、昔の考え方に戻っていくのを感じます。リハビリで教わったように、早期警告のシグナルを極めて早く発見するとともに、さまざまな対処法を行うことができます。住宅や銀行ローンなど、問題が解決しやすい早い段階で対処することもその一つです。また、問題のある人（元パートナーや友人など、つらい気持ちが表面化しそうな相手）を意識的に避けることも、重要なスキルとして身につけました。そういう人と接触するとまたお酒に手を出して人生を台無しにすることになりかねませんが、そこまでしてつきあわないといけないような人はいませんし、酒に溺れていた頃、自分や周りの人たちがどれだけひどい目に遭っていたか、絶対に忘れてはいけません。

　自分がASDであることを自覚することで、自分自身を理解しやすくなり、これまでずっと抱えてきた問題や疑問の多くを説明することができるようになったのです。すると、自分がふがいないとか他人の期待に応えられないとかいう、わたしの肩に重くのしかかっていたプレッシャーから解放されました（他人の期待に応えるなんていうことはわたしにとって取るに足らないことであり、ばかげていると感じていたのです。しかし、今はなぜそう感じていたのかがわかるようになりました）。

専門家のための助言と戦略

　ASDやその他のいわゆる「高機能」ASD特性の成人に対する専門的支援は、玉石混淆で継続性を欠き、どのくらい充実した支援が得られるかは地域によってまちまちである。一般に英国のほとんどの地域では、その支援はお粗末で存

在しないに等しいと言える。正式な診断を受けていない人々には特に当てはまるが、その診断自体多くの人にとって入手困難である。

　アルコール・薬物乱用の分野で働く人にとって、最も重要な要件は、ASDの特性にはどのようなものがあるか、それが個人にどのように表れ、どのような影響を及ぼすかについて十分に知っていることである。くまなく知識を得るためには、研修を積む、文献資料にあたる、そしてASD者が体験していることについて当事者と話すのが理想であろう。

　すべてのスタッフは、社交不安の特徴を認識する必要がある。そして、ASDと不安との間に、また不安とアルコール症との間に重なりあう部分が大きいことを心に留めて、ASDを示唆する典型的な行動や生活歴を頭に入れるべきである。診断ができるのは資格をもつ専門家のみであるが、しばしば支援員がこうした行動や生活歴から初めてASDを疑うという非常に重要な役割を果たし、それがもとで、適切な支援、診断、治療につながっていくことがある。

　ASD者の特性はその人その人で自覚の仕方が異なるので、支援者にとっては残念なことだが、万人に通用するような戦略はない。個人を知り、ASDの影響を知り、その理解に基づいて各自のニーズに沿う方法を見つけること、つまり、個人主義的、患者中心的手法なのである。

　ASDの知識は、ASD者を支援する戦略や手段を計画する際に不可欠であり、その知識をもってすれば、ASD脳の働きにぴったりしそうなやり方を割り出せる。用いられそうな方法には以下のものがある。

・かなり固定された活動のタイムテーブルを提供し、変更される場合は必ず
　事前に予告する。これは、構造化やルーティンを好む特性に合っている。
・少人数または一対一の作業にする。多人数だとストレスになる。
・支援者を固定する。支援者のうちいつもの一人とだけの作業を好み、容易
　に変更できないかもしれない。
・一貫した手法で行う。すべての支援者が同じ接し方で本人とコミュニケー
　ションをとり、同じようなやり方で支援を行う。
・視覚的支援となるスケジュール表や指示書を作成し、口頭での指示だけに
　頼らない。

・現実的な時間尺度。本人がこれまでと異なる行動に移るには長い時間がかかるかもしれないので、すぐの進展を期待するべきでない。既存の行動パターンに対し新たな提案をしたり変更を求めたりすることは極度の不安を引き起こす可能性があるため、必要な支援を行いながら、ゆっくりと導入する必要がある。

・欠勤や職務怠慢があればどのような結果が待っているかを、明確に、できれば書面で明示する。これらははっきりと説明される必要があるだろう。予約や予定をすっぽかすと、さまざまな問題につながって最終的には、例えば給付金や住居を失ったり、子どもへの接見ができなくなったりすることもあると理解することが必要である。しかし、そのために何手か飛び越えて結末を見通すことは、なかなかできないかもしれない。

・社交上の案内人や通訳として他者の行動を ASD 者がわかるように説明し、意図せずに生じた誤解や対立を ASD 者が認識できるようにする。対人交流に少しでも自信をもち、結果再飲酒の危険性が最小限になるために、ソーシャルスキル訓練（SST）が必要であろう。

・なぜその人がそのような特異的な行動をとるのか、について自分視点での仮説をすべて白紙に戻して考える。行動の理由について、自分視点と ASD 視点ではずいぶんと異なり、驚くに違いない！

・不安を最小限にする。これが最も重要な要素である。もし不安を自己治療するためにアルコールを使用してきていたのなら、治療や支援の過程では、飲酒継続や再飲酒に至ったりしないように、この不安を増大させないことが必要不可欠である。

・人と違う考え方であることをその人の権利として受け入れ、自己理解と自己受容を促す。

・ASD の観点からすべての介入を考慮する。

・その人にとっての真の動機づけ因子、報酬や見返りを明らかにする。これらは一般的なものとは異なるであろう。

・飲酒のきっかけを最小限に抑えることは、ASDとアルコール症の両方
　をもつ人にとって最優先事項である。

・ASDの人のアルコール症の回復には、自分のASDの特性に適した、不
　安を最小限に抑える生活を築く必要がある。

・他者からの期待は、ASDとアルコール症を両方もつ人にとって、非現
　実的で危険なものとなることがある。

・ASDの人は、自分の特性を知り、自己受容の意識を強くもつことが大
　切である。

・ASDの人を支援している人や一緒に生活している人は、その人がどん
　な特性をもっているか、その特性が生活にどう影響するかをよく心得
　たうえで、十分な知識をもち、適切な支援が得られているか確認する
　必要がある。

・断酒を維持して心の健康を保つためには、友人、家族、雇用者、支援
　者の継続的なサポートと理解が必要不可欠である。

結　語

　では、ASDであることと過度な飲酒の両方に関係する要因を調べてみると、どのような結論になるのだろうか。

　われわれは、ASD者の多くに見られる不安は、飲酒によってある程度コントロールできると考える。酒は、多くの「正常な」人にとって社交を手助けする手段となっており、社交を苦手とする人々にとっては、なおのこと必要不可欠なものである。

　高機能ASDが英語圏で「発見」されたのはごく最近のことであり、現時点ではただの「アル中患者」として理解されていてASD特性をもつと認識されていない人は、多いであろう。従来のアルコール症の治療法は、アルコール症を作り上げてきた背景にある特性に着手してこなかったか、あるいはASD的ニーズに合致していなかったため、それらの治療法ではうまくいかなかったという人もいるだろう。

　アルコール症とASDを併せもつ人がいる可能性を、ASD支援プログラムと依存症治療プログラムの両分野において認識し、そのうえで両者に対する理解をより深める必要がある。そうすることでわれわれは、アルコール症に翻弄されてしまうのを防いだり、ASDを伴うアルコール症者が自身の不安や社会不適応の理由を理解するのをサポートしたりすることができるだろう。どちらの場合にも、身体的・精神的両面においてのより良い予後が真に可能となる。

　マットの体験談は、「ASDのビフォーアフター」生活をはっきりと示している。彼自身は依然としてASDをもっている同じ人間であり、それによってもたらされるストレスも変わらずあるにもかかわらず、酒のない、全く新しい人

生を築き上げることができたという事実は、同じ道を歩む人々にとって、希望となる話である。確かに、ASDをもつことで、生活のさまざまな場面で困難にあうが、その理由を知ると、対処の仕方が大きく変化するように思われる。自身のASD特性を認識しないままなんとか対処しようとしてアルコール症になってしまうことは、長期的な対処法などでは決してなく、それは死の宣告なのである。われわれには、専門家としてあるいは家族の一員として、マットのような人に、アルコール症になることなく生き抜く道もある、と示す責任がある。

　このように特性や症状が合併するのを予防するためには、成人のASD診断がより正確に、より早く、より身近にできるようになり、同時にこの特性に関する真の意味での深い理解や知識を関係者全員が共有することが重要である。もし、幼少期に、ASD者に対するより良い支援を通じて不安の問題により早くから取り組むことができれば、おそらく私たちは後に被るしわ寄せを回避することができるであろうから。

　わたしが伝えたいのは、もしあなたが自分の依存症を憂い、自己認識を得たいと願うなら、人生を変えるのに遅すぎるということは「絶対にない」ということです。わたしが自分の人生を変え始めたのは43歳の時で、ASDがどういうものかを初めて知ったのもこの時でした。依存症とうつ病のどん底で迷っていたわたしが、当時は想像もしなかったような人生を今は送っています。人間関係、環境への感謝、そして、ただ存在するのではなく、生きていることの喜びなど、人生のあらゆる面を楽しんでいます。

　自分の人生を振り返ってみると、後から考えれば納得できることがたくさんあります。正直なところ、悪いことを補ってあまりあるほどたくさんの良いこともありましたし、もし自分の人生をやり直すチャンスがあるとしたら、今と少しでも違う自分になりたいとは思わないでしょう。実際、質問された方によく言うのですが、なぜもっと多くの人がわたしのようになりたいと思わないのか、理解できないのです！

　わたしの行動に苛立ちを覚えることがあっても、決して見捨てずに
いてくれた家族や友人には、大きな恩義があります。また、ノーサン
プトンのアクエリアスのスタッフ、そしてそこで出会った、同じよう
に一つの道の終わりに来て、新たな道を歩み始めようとしていた人た
ちに、言い表せないほどの感謝の気持ちをもっています。簡単に言え
ば、わたしの人生を完全に立て直し、変革するためのツールを与えて
くれたのです。わたしはこの贈り物を決して忘れることはありません
し、常にこの教えに従って生きていこうと思います。

参考文献

Abrams, K., Kushner, M.G., Medina, K., Voight, A. (2002) 'Self-administration of alcohol before and after public speaking challenge by individuals with social phobia.' *Psychology of Addictive Behaviours 16*, 2, 121-128.

Addaction (2008) 'The Financial Costs of Addiction – A Briefing on the Costs of the UK's drug problem.' www.addaction.org.uk/Briefing-financialcostsofaddiction.pdf. 2008 年 4 月 11 日閲覧（現在閲覧不可）.

Alcohol Concern (2006a) 'Impact of alcohol problems on the workplace.' *Acquire Information and Research Bulletin, Winter Edition*, pp.i-vii.

Alcohol Concern (2006b) *Alcohol Treatment Outcomes and Options*. London: Alcohol Concern.

American Psychiatric Association (APA) (1994) *Diagnostic and Statistical Manual of Mental Disorders*, 4th Edition. Washington, DC: American Psychiatric Association.

Aston, M. (2003) *Asperger's in Love*. London: Jessica Kingsley Publishers.（マクシーン・アストン著、宮尾益知監修、テーラー幸恵ほか訳（2015）『アスペルガーと愛──AS のパートナーと幸せに生きていくために』東京：東京書籍.）

Attwood, T. (2006) *The Complete Guide to Asperger's Syndrome*. London: Jessica Kingsley Publishers.

Barnard, J. Harvey, V., Prior, A. and Potter, D. (2001) *Ignored or Ineligible? The Reality for Adults with Autism Spectrum Disorders*. London: The National Autistic Society.

Berney, T. (2004) 'Asperger Syndrome from childhood into adulthood.' *Advances in Psychiatric Treatment 10*, 341-351.

Conger, J.J. (1956) 'Reinforcement theory and the dynamics of alcoholism.' *Quarterly Journal of Studies in Alcohol 12*, 1-49.

Department of Health (2007) *Young People and Alcohol*. London: Department of Health. www.wiredforhealth.gov.uk/cat.php?catid=865&docid=7075. 2008 年 2 月 13 日閲覧（現在閲覧不可）.

Foisy, M., Kornreich, C., Petiau, C., Parez, A. et al. (2007) 'Impaired emotional facial expression recognition in alcoholics: Are these deficits specific to emotional cues?' *Psychiatry Research* 150, 1, 33-41.

Ghaziuddin, M. (2005) *Mental Health Aspects of Autism and Asperger Syndrome*. London: Jessica Kingsley Publishers.

Goodwin, D.W. (2000) *Alcoholism: The Facts*. Oxford: Oxford University Press.

Grandin, T. (2006) *Thinking in Pictures and Other Reports from My Life with Autism*. London: Bloomsbury.（テンプル・グランディン著、カニングハム久子訳（1997）『自閉症の才能開発──自閉症と天才をつなぐ環』学習研究社.）

Henault, I. (2006) *Asperger's Syndrome and Sexuality*. London: Jessica Kingsley Publishers.

Hendrickx, S. (2008) *Love, Sex and Relationships – What People with Asperger Syndrome Really Really Want*. London: Jessica Kingsley Publishers.

Hendrickx, S. and Newton, K. (2007) *Asperger Syndrome: A Love Story*. London: Jessica Kingsley Publishers.

Institute of Alcohol Studies (2006) *The Impact of Alcohol on the NHS*. London: Institute of Alcohol Studies. www.ias.org.uk/resources/factsheets/nhs.pdf. 2008年2月25日閲覧（現在閲覧不可）.

Mental health Foundation (2006) *Cheers? Understanding the Relationship between Alcohol and Mental Health*. London: Mental health Foundation.

Office for National Statistics (2006) *Alcohol Related Deaths*. General Register Office for Scotland, Northern Ireland Statistics and Research Agency. www.statistics.gov.uk/cci/nugget.asp?id=1091. 2008年3月23日閲覧（現在閲覧不可）.

Philippot, P., Kornreich, C., Blairy, S., Baert, I. et al. (1999) 'Alcoholics' Deficits in the Decoding of Emotional Facial Expression.' *Alcoholism: Clinical and Experimental Research 23*, 6, 1031-1038.

Royce, J.E. and Scratchley, D. (1996) *Alcoholism and Other Drug Problems*. London: Free Press.

Schneier, F.R., Blanco, C., Smita, A. and Liebowitz, M. (2002) 'The Social Anxiety Spectrum.' *The Psychiatric Clinics of North America 25*, 4, 757-774.

Schneier, F.R., Martin, L.Y., Liebowitz, M.R., Gorman, J.M. and Fyer, A.J. (1989) 'Alcohol abuse in social phobia.' *Journal of Anxiety Disorders 3*, 1, 15-23.

Slater-Walker, G. and Slater-Walker, C. (2003) *An Asperger Marriage*. London: Jessica Kingsley Publishers.

Stanford, A. (2003) *Asperger Syndrome and Long-Term Relationships*. London: Jessica Kingsley Publishers.

The Information Centre (2007) Statistics on Alcohol: England 2007. London: The Information Centre.

Thomas, S.E., Randall, C.L. and Carrigan, M.H. (2003) 'Drinking to Cope in Socially Anxious Individuals: A Controlled Study.' *Alcoholism: Clinical and Experimental Research 27*, 12, 1937-1943.

Uekermann, J., Channon, S., Winkel, K., Schlebusch, P. and Daum, I. (2007) 'Theory of mind, humour processing and executive functioning in alcoholism.' *Addiction 102*, 2, 232-240.

Uekermann, J., Daum, I., Schlebusch, P. and Trenckmann, U. (2005) 'Processing of affective stimuli in alcoholism.' *Cortex 41*, 2, 189-194

Van Wijngaarden-Cremers, P.J.M. and van der Gaag, R.J. (2006) 'Addiction &Autism: Two sides of a same neurobiological coin?' www.ditplb.or.id/2006/ppt/09h15%20Patricia%20van%20Wijngaarden-Cremers. 2007年9月26日閲覧（現在閲覧不可）.

Young, R.M., Oei, T.P.S. and Knight, R.G. (1990) 'The Tension Reduction Hypothesis revisited: An alcohol expectancy perspective.' *British Journal of Addiction 85*, 31-40.

参考資料

※原書では英文のリソースが紹介されているが、ここでは日本の読者向けに日本語
　で情報を得られるウェブサイトを紹介する。

社交不安
厚生労働省：https://www.mhlw.go.jp/kokoro/youth/stress/know/know_02.html

自閉症スペクトラム
e-ヘルスネット：https://www.e-healthnet.mhlw.go.jp/information/heart/k-03-005.html
一般社団法人　日本自閉症協会：http://www.autism.or.jp/

アルコール症
e-ヘルスネット：https://www.e-healthnet.mhlw.go.jp/information/dictionary/alcohol/ya-
　016.html
依存症対策全国センター：https://www.ncasa-japan.jp/notice/alcoholism

付録──家族と友人の思い

　マットの家族やはじめての恋人（今は親友）にお願いをして、マットへの思いや気持ち、若い頃の彼と過ごした時間や彼がアルコール症に陥っていく様子をどのように体験したかを語ってもらった。

マットの母

　マットがうちのほかの子と違ったのは、その不器用さでした。いつもものにつまずき、階段で転び、飲み物をこぼし、何かをひっくり返しているようだったもの。あの子が動くときはいつも突進しているみたいで、部屋に入ってくるときは必ずぶつかるので、夫も私もびくびくしながら身構えていたものです。

　マットはとても聡明な子どもで、学校でもいつもいい評価でした。でもよく不安になっていたから、私たちは神経質だと言っていたわ。学校では先生たちが、あの子の能力を認めてくれている一方、学校にいるのがたまにストレスになっていることをわかってくれていました。時々あの子のテンションが上がりつつあることに先生が気づいたときは、教室を離れることを許されて花壇に腰を下ろして「クールダウン」することもありました。

　マットは学校で人気があって、そして友人はかつても今もあの子にとってとても大事な存在です。もっとも、自分にとって特別な友人と一緒にいることを選んでいたのだけれども。

　マットが最初の奥さんと別れた時は、実家に戻ってきて私たち両親と住みました。でも家にいるときもほとんど私たちと一緒には過ごさず、一人で部屋に

こもることを好んでいました。当時のあの子はかなり苛立っていて気難しかったのでお互いにとってそれでよかったのだとは思います。ただ時々、何かを探したり、片付けたりするために、彼の部屋に入ることはあって、棚を見てみると、とんでもなく変な場所に空のアルコールの缶やボトルが詰め込まれているのを見つけるようになったわ…まるで隠してあるかのように。それで私はもっと部屋の中を探し、ベッドの下にさらに見つけ、実際は部屋のありとあらゆるところにあって、結局黒いゴミ袋が一つか二ついっぱいになるまで回収しました。何よりも私が怒ったのは、怠惰の極みだと思ったから。どれくらいの期間でそのボトルや缶がためこまれたか全然わからなかったので、あまり心配はしていなかったのです。こういったことが起こるたびに私はこの散らかりようについてあの子に苦情を言って、ボトルが空になったらすぐに捨てるように指示しました。おどおどと了承はしていたけど、実際にそうすることはありませんでした。夫と私はあの子が以前からひどく飲んでいたのかもしれないと感じていたけど、三人の中で暗黙の了解があって、最近奥さんと別れたにしてはちゃんとやっているように見えたので飲酒について言及することはなかったのです。マットのおばはアルコール症から回復していたけど、夫と私は直接経験したことがなかったので、あの子が飲酒の問題を抱えているなんて思いもしませんでした。

　マットが二人目の奥さんと一緒になるまであの子の飲酒が問題となるものだとは思っていなかったわ。夫が亡くなってから、私は週末に家を離れて子どもたちの家で過ごすようになりました。マット夫婦の家に滞在したとき、日曜日の朝にマットが開店と同時にさっさとパブに行ってしまって飲みながら数時間を過ごし、新聞を読むことがいつもの習慣になっていました。帰ってきたときは酔っ払ってはいなかったけど、イライラしやすいようでした。これはマットの一部として受け入れられていました。このような中で、彼の40歳の誕生日からそれほど日にちが経っていない時期に訪問した時、マットは席を外していて、奥さんが彼の誕生日のお祝いがどれほど素晴らしかったかということや、彼の友人が送ってきたプレゼントについて余すことなく語ってくれました。プレゼントはほとんどすべてがアルコールのボトルで、机の上に積み上げられていました。奥さんはおしゃべりしながら手当たり次第にボトルを取り出して私

に見せてくれたけど、ボトルというボトルが開いていてほぼすべての中身がなくなっていることに気づいて黙り込んでしまいました。マットがもらったアルコールは数年とは言わなくても数か月かけて飲むべき量であったのに、すでに数週間でなくなってしまっていることに気づいた奥さんがショックを受けたことがよくわかりました。彼女はこの発見に狼狽して、やめるべきだと言っていました。私自身もとても心配で、そしてはじめて恐怖を感じました。

　私たちは、あんなことをしたとかこんな問題があるとかいうことを理由にその人を見捨てるような家族ではありません。家族の愛が大きすぎて、そうはいかないのです。こういうときは愛の鞭が必要だという人もいるかもしれないけど、マットの場合はもし見捨てられたらおそらくそれはあの子を殺すことになるだろうことはわかっていたもの。あの子だけの力では生き抜くことはできないと感じていたのです。なぜならとても傷つきやすい人のように見えたから（そしてそれは今も）。見捨てられるような経験はあの子を決して奮い立たせたり、心を入れ替えさせたりはしなかったでしょう。あの子はそんなことができる人ではなかったのです。

　マットが重症になった時、私は絶望してどうしたらいいかわかりませんでした。わかっていたのは、あの子の安全を精一杯確保しておくほかに何かできるだけの力はないってことだけ。あの子がとてもつらそうなとき、もう死んでしまうのではないかと私は本当に怯えたけど、誰に相談したらいいのかもわかりませんでした。マットがお酒なしには生きていけないのにお金がなかったときは、私が買い与えたこともありました。というのは、当時マットが受診していたかかりつけ医が、アルコールを突然やめることは危険だからゆっくり量を減らしていくようにしなさいと言っていたから。それが私たちに授けられた唯一のアドバイスでした。またマットはとても抑うつ的だったので、小手術のためにかかりつけ医を受診した時に、安全のために精神科の病院で解毒治療が受けられるかどうかを尋ねました。だけどかかりつけ医は、うつが飲酒と関係ないことを証明するためには飲むのをやめないといけないので無理だと言ったのです。もう全部全部ばかげていました。マットは飲酒を減らすことはできませんでした。むしろ実際のところ、週を重ねるにつれ、よりアルコールを消費しているようでした。マットがどれほど重症で、あの子と私たちがこんな状況でど

れほど絶望しているかを少しもわかってもらえませんでした。私たちは徒労感にさいなまれながら処置室を後にしていました。かかりつけ医は少し困惑しているような印象でした。特にマットが椅子ではなく床に座ることを好むときは。

　マットがどれほど調子が悪く、どれほど死に近かったかを思い返すとき、ほとんど助けようとも理解しようともしてくれなかった医療関係者たちに対して私はとても怒りを覚えます。誰も私たちの悩みを真剣には捉えてくれず、かれらにとってマットは私たちが甘やかしているただの酔っぱらいでした。でもそうじゃなかった。マットが今日生きているのは奇跡で、私たちはもうあとほんの少しであの子を失ってしまうところだったのです。

　マットが飲み始めたのは18歳の時で、そこからの年月を振り返ってみても、あの子がもし飲酒をしなかったらどんな生活を送っていたかを知るすべはありません。飲むのをやめてから、何年も前に失われた若き日々に戻って成長し直しているかのように見えます。あの子は今では本来の自分を取り戻しており、そういう意味では私たちが望みうる以上の結末になったのです。私はいつもマットのことを誇りに思っているし、あの子が自分の人生の主導権を手に入れて、今幸せでいることがとても嬉しいです。マットは楽しんで仕事をやっているし、新しい友人ができて、海のそばに住んでいる、これらはみな、素晴らしい治療効果がありました。そしてまた、マットはそこであぐらをかいている人ではないと実感しています。一日一日を大切にして、物事を成し遂げていく人なのです。今、あの子の未来はわくわくする機会と可能性に満ちていて、それに真正面から向き合っていくことでしょう。これからもマットの幸福を祈っています。

マットの姉、マンディ

　かつてわたしにとって、マットは普通の幼い弟だった。弟がとても小さい時は、一緒に楽しく遊ぶこともたまにはあったけど、だいたいマットは一人で遊んでいるほうが楽しそうだった。幼少期からマットは定期的にいろいろなものに興味を募らせていた、それはその時だけだったものもあればそうじゃないものもあったけど。例えば、世間でブームになる何年も前から恐竜に関心をもったり、そのほか、ネルソン提督とネルソン記念柱、ツタンカーメン、人類初の

月面着陸とかに興味を示したり（第2章参照）。マットがそうやって興味のまっただなかにいるときは、両親はできるかぎり本人の意に沿うように、たくさんの事実と情報を与えた。というのも、弟はあからさまにうるさくせがむことはなかったけど、そうされなかったらいてもたってもいられないのが手に取るようにわかったから。

　マットは子どもの時食べ物に好き嫌いが多くて、数か月に渡って毎日同じものを食べ続けることがあった。弟がこだわって食べていたもので、わたしが一つ覚えているメニューはランチョンミートときゅうり。一人で食べることが好きで、クリスマスでさえもお母さんは弟をなだめて一緒に食事をするようにはできなかった。わたしだって好き嫌いはあったし、子どもの時はそれほどおかしいことではないと思っていたけど、でもやがて大人になってわたしは偏食がなくなった一方で、マットはいつまでも持ち越していた。きっちり座って一緒に食べるのはとてつもなくストレスだったんだと言っていたこともあった。

　マットがアルコールによってそういった生活のストレスに打ち勝とうとしていたということがはじめてわかったのは、彼が海外に1年留学していた時だった。帰国して、弟はどれほどアルコールが安くて心の支えであったかを話した。母国での生活を取り戻したマットは、日常的にお酒を飲むことが当たり前になっていった。家族はいくつか不安があっただろうけど（例えば、両親はアルコールを飲んだことがなくて、一杯の紅茶こそが百薬の長だと好んでいた）、弟は充実した生活を送ることができていたので彼の飲酒は受け入れられた。

　でも、もともとの優しくて繊細で敏感な少年だった弟が消えていってしまうような、怒りっぽくて冷酷で毒舌な若者にとって代わられているような兆しをわたしはどこかで感じていた。この時点ではその変化と飲酒とは結びついていなかったけど、弟が成長してそういったひとになってしまったことが悲しかった。わたしはまた、マットの他人に対するふるまいや暴言は人生において起こるすべてのこと（それはストレスフルなこともありふれたこともどちらにも）に対処するための方法だとも感じていた。お父さんも同じように考えていたと思う。だって、よく人生は何事もマットにとっては程度がすぎると言っていたのを覚えているから。

　何年かにわたって、一人目の奥さんと生活していた時も、二人目の奥さんと

生活していた時も、わたしはマットのところを訪れた。これらの訪問ではだいたいいつもみんなアルコールを飲んでいたし、もちろんマットも飲んでいた。わたしたちはワインを飲み、マットはよく度の強いアルコール飲料を何杯も飲んでいた。弟が飲みすぎているかどうかという判断はとても難しかった、だって弟はお酒を飲んでもなかなか酔わなかったし、度を越した酔っぱらいには決してならなかったから。でも人生に対する暴言は、意地の悪い個人攻撃を交えながら、どんどん悪意のあるものになっていった。

　わたしたち家族を訪ねてきてくれても、マットと時間を共にするのはとても大変だった。わたしに対してでなくても、弟の怒りや辛辣な言葉は疲れるものだった。ある時は、マットが買った映画を観るために、夕方わたしたちを訪ねてくれることになっていた。パートナーのアレックスとわたしはとても疲れていて幼い子どもたちを早く寝かしつけたかった、でもかれらはマットおじさんに会いたくて待ちたがっていた。夕方になっても弟は来ず、わたしはもうこのまま来ないでほしいと思い始めた。結局かなり遅い時間に着いて、決して酔っぱらっていたわけではなかったけどお酒は飲んでいたようだった。謝りもせずにわたしたちのアパートに押しかけて、どっかりとテレビの前に座って、こっちにきて映画を観るように言った。弟がこういうふるまいをするようなひとになってしまったことに対して、わたしの気持ちは途方もない怒りから悲しみまでごちゃ混ぜになっていた。でもアレックスが爆発しそうだったから、わたしはできるだけ冷静を保とうと思って、遅れたことについてマットに軽く小言を言った。弟はわたしが言ったことに対してすっかり困惑しており、自分の行動が他人には受け入れられないことだと気づいていないのが明らかだった。マットは自分が悪いことをしたとは思っていないので謝ることはできず、まるでわたしがユーモアのかけらもない、陰気な人間であるかのような顔をしてただこちらを見つめていた。わたしたちは疲れきっているので早く寝なければならないと訴えて、結局映画は観なかったしマットも長くは滞在しなかった。弟が帰ってから、アレックスとわたしはこのことについて話し合った。アレックスはマットをどうしようもないやつだと言って、お酒のせいだとひどく怒っていた。アレックスは、彼自身もアルコールの問題を抱えていたからアルコールの話となるととても鋭かったし、わたしもその意見を理解してその通りだと思った。

でもわたしは、マットを変えたのはお酒だけじゃないと考えていた。弟は周りのひとたちにどのように接したらいいか、どうふるまえばいいのかわかっていなかったのだと思えて仕方なかった。弟のソーシャルスキルはとても貧弱で、実際のところただの礼儀をわきまえないひとになっていた。

　マットの飲酒が危機的な状況に陥る何年も前から、かなり問題があることはわかっていたけど、わたしはそれをあまり気にすまいとしていた。自分自身の人生にも問題があったし、子どもたちの父親のアルコール症と長年向き合ってきたことで、自分では対処できないと感じることに壁をつくってしまうようになっていた。

　それでもわたしがマットの飲酒について信頼して打ち明けていたのはアレックスだった。それは、マットに起きていることについて語るには彼がもっとも適任だと思っていたから。折に触れてアレックスは、マットは自分がアルコール症だと認め、助けを求めるにはどん底まで落ち込まなければならないだろうと言っていた。ほかの家族はマットと同じように否認していたから、事態がひどく悪化していることがかれらの目に明らかになるまではマットの飲酒について話題にするのは難しかった。

　2003年の8月、二人目の妻と別れて、マットは数か月お母さんと住んでいた。この間、一度短期間の断酒をしただけで大量飲酒を続けていた。ある土曜日の朝、弟はお母さんのところに行って気持ちが悪いので助けてほしいと言った。マットはもう限界で、よほどつらかったのか、飲酒が原因でその身が危険にさらされているととうとう認めていた。アレックスは弟を地元の病院の救急部門に連れていくことに応じた。わたしたちはやっと問題を自覚してくれたという安堵と、専門の人たちがつきっきりでマットの世話をして回復させてくれるという安心感でいっぱいだった。なんと世間知らずだったことか、その先につらく苦しい数か月が待っているなんて考えもしていなかったのだ。そのつらい日々は、その日のうちにすでに始まっていた。

　アレックスはその日のほとんどをマットと救急部門で過ごしたが、結局夜になってそこに一人で残して家に戻ってきた。アレックスはすっかり疲れていて、マットが必要な援助を受けるかどうかについて確信がなかった。マットがやっとわたしたちに電話してきたのは真夜中だったが、すべてうまくいって解毒治

療を受けるために病院にいると言うだろうとわたしは思っていた。でもそうではなくて、病院の敷地内で、近くにある精神科の病院に行くためのミニキャブをたった一人で待っているというのだ。その時の弟はとても傷つきやすいことを知っていたから、病院でつらい一日を過ごした後にやっぱり治療は受けたくないと思ってしまうかもしれないと考えるとわたしは腹が立ったし、怖かった。この一歩を踏み出したことが小さな奇跡であることを家族は知っているのに、病院で弟が軽んじて扱われていることがどうしても理解できなかった。

　マットが解毒入院を終えて精神科の病院から退院してきた時、リハビリテーションセンターでの治療はその後何か月も受けられないとわかった。アルコール症についてのいつものカウンセリングを受けるためにすら数週間かかった。マットが再飲酒をして元のパターンにすぐに戻ったのは起こるべくして起こったことだった。クリスマスに向けての数週間、わたしたちは弟がこれまでにも増してたくさん飲むのを見ながら、専門家が弟を緊急のケースとしないのであればわたしたちもそう思っていいと自らを安心させようとしていた。でもそれはとても難しく、毎日うっすらとした不安とこんなに飲んでいて平気でいられるのが信じられない気持ちでいっぱいだった。わたしたちは弟がゆっくりと死んでいくのに気づいていながら、長い待ち時間のゲームに巻き込まれているようだった。弟はどんどんがりがりになって、白目がだんだん明るい黄色になって、肝臓のダメージが見た目にもはっきりわかるようになった。わたしたちにできたのはできるかぎり弟を支えることだけ。解毒治療で肝臓を一時的に休ませることはできても、長い目で見るとすぐにリハビリを続けてしないことには意味がなかった。この間、お母さんには特に負担がかかっていたが、もし彼女のかぎりない愛と理解、惜しみない援助と気づかいがなければ弟は死んでいたとわたしは（そしてマットも）確信している。

　クリスマスが来て、マットは調子が悪そうだったが、少なくともアルコールのカウンセリングは受け始めていた。クリスマスは家族にとって楽しめるものではなく、たった一つのこと、すなわちどれくらい長くマットは耐えられるだろう、リハビリテーションがまた利用できるようになるまで生きていられるだろうか？　ということでわたしたちの頭はいっぱいだった。

　クリスマスイブに、マットを家に残してお母さんはわたしたち家族と過ごす

ためにやってきた。クリスマスの日になっても、マットは遊びに来る気にはなれなかったみたいで、夜になって電話をかけてきて、お母さんの家にアルコールがなくて数時間アルコールを飲んでいないと言った。アレックスとわたしはそれが弟にとってどれほど深刻なことであるか即座に気づいた。幸運なことにわたしの家に大きなウイスキーのボトルがあったので、弟の離脱症状を止めるためにわたしたちはそれを持って行った。これが賢明な判断かどうか疑問に思う人もいるだろうが、それが唯一できることだった。その時はそれしかマットを助ける方法がなかった。救急部門に行ったってどうにもならなかっただろうし、クリスマスの夜にそのへんにいる酔っぱらいたちと同じような扱いをされただけだっただろう。アルコールの離脱症状なのだと説明しようとしても誰も気にとめなかっただろうし、また、緊急で治療が必要だと理解してもらうのにとてつもない時間がかかったに違いない。

　数日後、マットはわたしたちを訪ねてきた。もう人間としてすっかりぼろぼろで、ダイニングテーブルの前に座り、お母さんに抱きしめられながら静かに泣いている姿が今でも目に浮かぶ。わたしたちと一緒にいることは弟にとってはいわば拷問で、すぐにお母さんの家に戻りたがった。わたしは玄関でさようならを言って、夜の闇に消えていく弟の姿を見ながら耐え難い悲しみでいっぱいだった。古い黒いジャケットがハンガーのようにがりがりの身体から吊されているようだった。その様子からどれほど弟が不幸せであるかということが伝わってきて、わたしは、どうか無事に、安全に帰ってくれることを祈った。

　2004年の1月、マットはアルコールカウンセリングのために定期的な血液検査を受けた。マットが結果についての連絡を受けていないことに家族はびっくりした。わたしたちはマットの肝臓は深刻なダメージを負っていて、血液検査がそれを明らかにし、弟を助けるために何かしらの緊急での対応が行われると信じていた。何の連絡もなかったのでがっかりして、もしかしたらマットの置かれている状況について悲劇的に考えすぎなのではないか、実際はわたしたちが思っているほどひどくはないのではないかとも思い始めた。しかしながら、彼の健康を守ってくれるはずの医療者の誰もがその深刻さを見過ごしていることは、弟の姿を見ているだけで明らかだった。

　2週間後、わたしはマットをサポートするために一緒にカウンセリングに行

って、カウンセラーに会った。待っている間、マットは居心地が悪そうで、落ち着かない様子だった。弟がもうぼろぼろになっていることは着ていたダウンジャケットである程度は隠されていたが、でもその顔を見れば彼の身体に何が起きているかは明らかだった。がりがりで引きつっていて、明るい黄色の目がいつもよりぎょろっとしていて、弟の感じている苦悩がより鮮明に伝わってきた。座ってちょっとしゃべるだけで、もうひととしてのかたちを保っていられずわたしの目の前からいなくなってしまうような気がした。どれほどマットが悪くなっているかをすぐに見てほしくて、カウンセラーに会うのを待っていられなかった。カウンセラーはとても親切で、安心感を与える物腰で、マットの見た目を心配してはいないようだった。彼はわたしたちに血液検査の結果がまだ出ていないこと、アルコール医療の資金不足のために、解毒治療とリハビリはまだ何か月も先であること、などを話してくれた。絶望したが、努めて冷静に、マットが全く食べられないこと、彼の白目がどんどん黄色くなっていること、リハビリをする前に死んでしまいそうなことを家族がいかに心配しているかを伝えた。しかしマットは実はそれほど悪くなく、アルコールから幾ばくかの栄養は得ているからそんなに心配しないように言われた。白目が黄色いことについては何だかよくわからない医学用語でさらっと説明されただけで、絶望的な気持ちになっていたわたしの耳にはほとんど入ってこなかった。そして結局のところ、マットが命の危機に瀕するのはまだまだ先のことだと説明された。あなたのおっしゃる通りであればいいのですが、とこの説明を受け入れたけれど、でも心の中では激しく怒っていて、間違っている、マットが死にかかっていることに気づかないのは見る目がないからばかに違いないと叫んでいた。しかしながら、カウンセラーはまだ、血液検査の結果を受け取っていなかったのだ…。

　次の日、血液検査の結果が出て、マットは病院に行く必要があるからカウンセラーがわたしと連絡をとりたがっているとお母さんから連絡を受けた。カウンセラーがかけ直してきて、電話に出たら、すぐに彼の緊迫した声が聞こえてきた。肝酵素が危険なほどに高く、マットはすぐに救急受診をする必要があった。彼は「すぐに」ということと、救急部門が受け入れの準備をしていることを繰り返した。わたしは怖かったけど、マットが死にかかっているという、家族は何か月も前から知っていたことをようやく弟を助けられる人たちが認めて

くれて、正直嬉しい気持ちもあった。

　リハビリを始めて1か月すると、マットはわたしたちに会いに来ることができた。わたしたちは治療だとか弟をとりまくいろいろなことを少し心配していた。でも変化は明らかだった。まず見た目からして違っていて、髪をとても短く切っていた。ちょっと体重が増えて、とてもリラックスしているように見えた。最初の1か月がどうだったか話してくれるのを聞きながら、この子はもう、これまでの苦しい年月の中でわたしが受け入れるしかないと腹をくくっていたあの弟とは違う人間になったのだと思った。話し方も返事の仕方も違っていた。短気とかいらいらはもうそこにはなくて、本当にわたしたちの言っていることを聞いてくれようとしていた。その週末はお母さんもわたしも弟と話すことを楽しんで、弟が帰って行くときは寂しいと思った。わたしたちは弟について話さずにはいられなかったし、二人そろって弟の変化に感激していた。月日が流れるにつれて、マットと会うことがより心地良くなった。わたしは今までできなかった、弟が来て一緒に笑ったり悩みを打ち明けたりすることを楽しみにするようになった。弟はリハビリで学んだことをたくさん話してくれて、わたしを励ましてくれた。あの恐ろしい時代に埋もれてしまっていた弟への愛情が、再びよみがえってくるのを感じた。

　ASDという特性を知り、それを自分自身の中に認めたことは、一等賞をとったかのように、マットにとっては本当に興奮した瞬間だった。それは弟の人生における苦しみの源を明らかにし、ありのままの自分でいることの許しを与えてくれた。

　今ではマットは一緒にいて楽しいひとの一人。頻繁に連絡をとっていて、いつも親切だし思慮深いし、会うとおもしろい。弟はなんとしてでも家族を助けようとしてくれて、もしわたしが困っていたらきっとそばにいてくれると思う。わたしの10代の娘たちはマットおじさんのイメージを変える必要があった。弟の具合が悪かったとき、娘たちはマットおじさんのことを好きじゃないし会いに来てほしくないと言っていた。今となってはむしろ弟と会いたがり、波長が合っているからとなんだかんだとりとめのない会話をしている。一番幼い娘は特に、マットおじさんが家族にとっていかに大事かをよく口にする。アレックスが亡くなってから彼女は身近に男性の存在がないことをとても気にしてい

るけど、マットがいることでその空白を埋めることができて、安心感を得ている。弟がいてくれるとほっとするようだ。

わたしはマットがやりとげていることを誇りに思うと同時に、飲酒に関してはまだまだ警戒しないといけないと強く意識している。弟が人生にうまく対処しているのを見ると、今日ここに来るまでに経験した計り知れない苦悩は外からはわからないかもしれない。でもこの密やかな闘いは、マットにとっては毎日続いている。たった一杯のアルコールで、これまで得てきたものがすべて、おそらく永遠に失われてしまうのだから。

マットのはじめてのガールフレンド、ジェニー

マシューをはじめて知ったのは彼が19歳の時で、お酒は飲んでいませんでした。私もあまりお酒が飲めなかったのでぴったりでした。二人ともとても若くて年齢のわりに経験が浅く、人生もまだまだこれからで、ぱっと見た感じでは大きな問題はありませんでした。1年ほどおつきあいをしましたが、私はマシューの不安の深刻さを全然理解できておらず、その時もそれ以前も彼が精神安定剤を使っていたということも知らなかったのです。もし私があの時誰かに聞かれていたら、マシューは本当に楽観的な人だと答えていたと思います。この返答は、結論から言うと、この上なく間違っていました。

その後も連絡を取り続けていて、マシューが二人目の奥さんと結婚した時は二人とそれなりに会ってもいました。この時点ではマシューを知っている人はみな、彼の飲酒量を心配していたものです。私の家で行われた彼の40歳の誕生日パーティの主役を務める時もそうだったのですが、何をするにもはじめにたくさん飲んでいないと何もできないようでした。ユーモアのある人だったのに、理屈っぽくて時々失礼で、自分の言葉を他人がどう感じるかには無頓着になってしまったように見えました。私たちは彼の飲酒についてすべて把握していたわけではありませんが、お酒が結婚生活に支障をきたしていることはわかりました。また、マシューは人生における変化にうまく対処することができておらず、全然成長していないことも明らかでした。責任を取ることを恐れ、自分の行動の結果にも無自覚なようで、どちらの意味でも大人には見えなかった

のです。でもシラフの時は本来の優しさやユーモアが垣間見えて「昔の」マシューがちらっと現れることはありました。

　彼が2002年にお母さんの家に戻ってきてからまたよく会うようになりました。その頃のマシューはとてもひどく飲んだくれていて、もう本当に、見るからに不健康でした。そして、結婚がうまくいかなかったことに怒り、それから人生について深く落ち込んで、この先どうしたらいいか途方に暮れていました。この時点で、マシューがアルコール症であることは彼を知る誰の目にも明らかでありながら、彼自身はそれを受け入れていませんでした。みんな口々に伝えていましたが、その時はまだ事実を認めていなかったのです。その後1年以上にわたって、断酒をしようとしては失敗し、マシューの心と身体はさらにぼろぼろになりました。誰もが心配していましたが、でもどうやって助けたらいいかわかりませんでした。話を聞いたり提案をしたりしたかったのですが、マシューが自分の問題の深刻さを認めて自分自身でなんとかしたいと思わないことには意味がないこともわかっていました。私には彼がいつ死んでもおかしくないと思えた一方で、マシュー自身は崖っぷちから引き戻されまいとしているようにも見えました。アルコール症の患者はどん底まで落ちないと治療がうまくいかないのが一般的だ、ということを私が学んだのはその後のことです。マシューは身をもってそれを示してくれました。彼が今生きているのは、死にそうになったこと、もう一度お酒を飲んだら今度こそ本当に死んでしまうとわかったこと、そして彼をなんとか支援につなげようとしてお母さんとお姉さんがたゆまぬ努力を惜しまなかったことのおかげです。

　私はリハビリ中も定期的にマシューと会っていて、彼が受けていた認知行動療法についてたくさん話を聞きました。彼がアルコール症であることを受け入れ、そしてそこから脱することができるとはっきりと理解している姿は魅力的で、心を打つものでした。マシューが「成長」する様子を目の当たりにしてとても勇気づけられました。彼はさらに自己理解を深め、自分自身についてもっとたくさんのことを受け入れるに至りました。その中で、自分がASD特性をもっていることを知り、そのことが自分自身にとってどういう意味をもつのか、その特性とどう向き合っていくのかが大きなテーマとなったのです。彼がASDの番組を観てすぐ、「ASDの特性」のほとんどが自分に当てはまると断言

していたことを覚えています。はじめて聞いた時は、マシューは私の知っているASDの人たちと比べても何かにつけていろいろとできるので疑ってしまいました。でも、それまで彼の「独特の思考回路」だと思っていたものがおそらくASD的特性の現れであることに、すぐに気づきました。マシューがASDの診断を受けるまでの道のりは彼にとってとても意味があって、私が思うに、アルコール症の克服に成功したことと非常に密接な関係があります。この自分探しの旅をしていなかったら、断酒してそれを維持することはもっと難しかっただろうと思います。

　今のマシューを見ているのは、無上の喜びです。彼は本当に変わりました。人生における小さなことの中にも喜びを見つけています。彼は自分を理解して、そのうえでうまく生きています。

訳者解説

1. 本書について

　本書は『Asperger Syndrome and Alcohol: Drinking to Cope?』の全訳です。出版は2008年で、アルコール症と自閉症スペクトラム障害（ASD）との合併について取り上げた書物としては、一番早い時期に出版されたものです。原著者の一人サラ・ヘンドリックスは、ASDに関する講演などの情報発信を積極的に行っており、数冊の著書のうち、『アスペルガー症候群の人の仕事観——障害特性を生かした就労支援』と『自閉スペクトラム症の女の子が出会う世界——幼児期から老年期まで』は邦訳されています。彼女自身ASD当事者であり、現在はフランス南部で生活しています。

　本書の翻訳にあたったのは、呉みどりヶ丘病院の職員を中心とするチームです。呉みどりヶ丘病院は、監修者の紹介にもあるように、長年アルコール症治療に取り組んできました。最近の約20年は、発達障害を含む児童精神科領域にも力を入れており、アルコール症とASDという本書のテーマは、まさにわれわれにとって関心の中心になるものでした。

　本書の内容は、2008年頃までの英国の事情を紹介してあるので、ここでは、最近の動向や、日本を含む世界全体の動向について簡単にご紹介します。なお、括弧内は本書の関連ページです。

2. アルコール症について

　アルコール症は、精神医学的に「物質使用障害」と呼ばれる障害の一つです。物質使用障害というのは、アルコールを含むさまざまな物質の使用に起因する精神障害です。従来、より軽症の「物質乱用」と、より重症の「物質依存」とに分けられていましたが、最近は両者を区別しない考え方が主流になっています。本書でもアルコール乱用やアルコール依存症が厳密に区別されてはいません。そのため、煩雑さを避けるために、本書ではalcoholismを「アルコール症」と訳し、アルコール依存症またはアルコール関連問題全般を指すものとしました。

　アルコール症の本質的な問題を一言で言えば、飲酒をコントロールすることができなくなってしまった状態ということになります。一般の方がイメージするような「大酒飲み」は必ずしもアルコール症者ではありません。アルコール症かどうかに、飲酒量は関係ないのです。どういうことかというと、たとえお酒をたくさん飲むひとでも、飲むべきではない状況で飲酒を控えることができるひとは、アルコール症ではない単なる大量飲酒者です。逆に、どんなに少量であっても、自動車運転時など飲むべきでない状況で飲んでしまうひとは、コントロールを失っているアルコール症者ということになります。コントロールを失った結果、大量に飲んでしまうことがもちろん多いのですが、飲酒量が多いことのみを根拠にアルコール症と判断されるわけではありません。

　米国では、性別にみると、男性の36.0％、女性の22.7％（いずれも生涯有病率）、年齢別にみると、12 〜 17歳の4.6％、18 〜 29歳の16.2％、65歳以上の1.5％（いずれも12か月有病率）がアルコール症をもっているとされています。日本では、2013（平成25）年の統計によると、全人口の約5.3％（男性10.2％、女性1.4％）にアルコール症（飲酒習慣スクリーニングテスト［AUDIT］が12点以上）がみられ、アルコール症（アルコール依存症）罹患歴は全人口の約1.0％（男性1.9％、女性0.2％）にみられるとされています。

　アルコール症に陥ると、本書でも記述されているようなさまざまな問題が生じます。医学的には、肝臓が障害され、最悪の場合肝硬変に陥って死に至ります。身体がアルコールに依存してしまうと、急に飲酒量を減らしたり禁酒した

りしたときに離脱症状（＝禁断症状）が生じ、手が震えたり心臓がドキドキしたり大量の汗をかいたりします。ありもしない物が見えたり聞こえたりする幻視や幻聴が生じることもあれば、意識が混濁して精神状態が混乱し、振戦せん妄といわれる状況になってしまうこともあります。飲酒の影響が長期に及ぶと、アルコールが原因の認知症（コルサコフ症候群と呼ばることがあります）になってしまいます。

　アルコールは、ひとの心理状態や行動にも影響を及ぼします。お酒のことで頭がいっぱいになってしまって仕事や学業に集中できなかったり、飲酒しすぎて無断欠勤や無断欠席をしたり、仕事中に飲酒したりします。飲酒するために嘘をついたり犯罪行為に手を染めたりすることもあります。その結果、社会生活に支障を来したり、法的問題となったりしてしまいます。ただ、そんな状況になっても飲酒をやめられないのが、コントロールを失ったアルコール症の大きな特徴です。

　家族を含む支援者がしっかりと理解しておかなければならないのは、アルコール症は「意志の弱さ」の問題ではないということです。ここでは詳しく触れませんが、遺伝などの生物学的要因によって、依存症に陥りやすい脳の機能変化が生じると考えられています。ですから、アルコール症の当事者を責めたり罰したりするだけでは問題は解決しません。医学的治療が必要なのです。そのためには、個々の当事者がアルコール症を発症した要因にどんなことが関係しているのかを見定めることが非常に重要です。そういう要因の一つになり得るのが、自閉症スペクトラム障害です。

3. 自閉症スペクトラム障害（ASD）について

　ASDは、遺伝が関与する神経発達障害の一つです。状況に合わせた人とのやりとりや周囲の人に合わせて行動することが苦手などの「対人関係の障害」や、言外の意味を把握できず、冗談や皮肉、比喩、ちょっとや適当などのあいまいな表現の理解が苦手な「コミュニケーションの障害」、気に入ったことや気になることを繰り返し話題にするまたは確認する、同じ道順ややり方にこだわるなどの「限定されたものごとへの興味関心やこだわり、パターン化した活

動」という特徴がみられます。また、特定の感覚に敏感だったり鈍感だったりする感覚特性もASDの特徴で、自分にほどよい刺激を与えるために、スティミングと呼ばれる自己刺激行動が見られることがあります。ASDには知能の遅れを伴う場合も伴わない場合もあり、知能の遅れがない場合には、「高機能」ASDと呼ばれることもあります。

　米国の統計では全人口の1〜2%がASDを抱えていると推計されていますが、この数値は近年増加傾向にあり、これは日本でも同様です。

　なお、本文でも説明されている通り（p.25）、今日ASDとされるものには、以前は自閉症、アスペルガー障害（症候群）、特定不能の広汎性発達障害などと区別して呼ばれていた一群の障害が含まれます。自閉症は、ASDの中でもその諸特性が最も顕著なもので、知能の遅れを伴う場合も少なくありません。「カナータイプ」のASDと呼ばれることもあります。アスペルガー障害（症候群）は、知能の遅れがなく、「コミュニケーションの障害」が軽度である場合を指します。特定不能の広汎性発達障害とは、ASD特性全般が比較的軽く、自閉症にもアスペルガー障害にも当てはまらないものです。「非定型自閉症」と呼ばれることもあります。

　こうした区別は2013年頃まで広く用いられていましたので、2008年発行の本書（原書）でも、「自閉症」「アスペルガー症候群」「広汎性発達障害」などの用語が「自閉症スペクトラム障害」と並んで使用されていました。しかし、それらが厳密に区別されないまま登場して一貫性を欠いていたため一般読者の方が混乱するのではないかと考え、訳者らの判断で、原則「ASD」として訳出しました。本書のタイトルも、直訳すれば『アスペルガー症候群とアルコール』となりますが、『自閉症スペクトラム障害とアルコール』としました。また、マットに実際に下された診断名は「特定不能の広汎性発達障害」であった（p.117）こともここで改めて確認しておきます。

　ASDをもつひとは、ひととの関わりで難しさを感じたり、状況の変化に臨機応変に対応できなかったりします。先々の見通しをもって行動することも苦手です。そのため、社会生活でストレスを感じることが多いとされており、さまざまな精神疾患を発症することがあります。ASDをもつひとの併存する精神疾患は、うつ病（53%）、不安障害（50%）、強迫性障害（24%）などがあり、

アルコール症（12％）もその一つです。

4. アルコール症と自閉症スペクトラム障害について

どれくらい多いのか？

　従来、ASDをもつひとがアルコール症を発症することはあまりないのではないかと考えられてきました。その理由として，ASDをもつひとは、

・ひとと積極的に関わろうとしないので飲み会などに参加しない。
・飲酒を勧める周囲のプレッシャーを意に介さない。
・感覚特性のために、飲酒したときの身体的感覚に耐えられない。

といったことが挙げられてきました。しかし最近では、アルコール症を発症するケースは、今まで考えられていたよりも多いのではないかと言われています。訳者らが最近発表した論文でも、特に成人以降にアルコール症が増加する傾向が示唆されました。

何が問題なのか？

　では、アルコール症とASDとのあいだには、具体的にどのような関連性があるのでしょうか？　本書で主張されているのは、ASDをもつひとが日常経験する不安や緊張の重要性です。不安や緊張は誰でも経験するものですし、飲酒したことのあるひとなら、アルコールで不安や緊張が和らぐこともよく知っています。だから、不安や緊張にお酒で対処するという点に関して言えば、ASDがあるひともないひとも変わりないのです。ただ、本書で強調されている通り、不安や緊張に対処することの必要性が、ASDがあるひとにとっては圧倒的に高いのです。

　その理由の第一は、ASDがあると、感じる不安や緊張のレベルそのものが桁違いに高いということです。ちょっとした環境変化にも敏感なうえに、先々の予測や見通しを立てることが難しいので、絶えず緊張を強いられ不安を感じるのです。そのことは、テンプル・グランディンの「毎日が期末試験」(p.9)

という記述によく現れています。

　第二の理由は、不安や緊張に臨機応変に対処する方法をほかにもたないということです。ASDをもつひとは、他者との関わりが苦手であったり、身についた行動パターンを変えにくかったりするので、不安や緊張のストレスを人間関係や新たな活動で発散することができません。その結果、飲酒のような「手軽な」方法に頼ってしまいがちです。

　以上二つの理由から、ASDをもつひとはそうでないひとに比べて、不安緊張への対処としてアルコールに頼ってしまいがちなのだと思われます。

どうすればよいのか？

　この二つの理由を考えれば、対処や支援の方向性が見えてきます。一つの方向性は、ASDをもつひとが不安や緊張をあまり感じないような生活環境、生活スタイルを見つけることです。それはとりもなおさず、ASDの特性に合わせた生活ということになります。日常生活のパターンを決めて変化を最小限にする、予定などをあらかじめ把握して見通しをもちやすくする、苦手な環境刺激をできるだけ避ける、といった工夫が考えられます。

　もう一つの方向性は、不安や緊張に対処するためのほかの方法を見出すことです。例えば、お気に入りのタオルに触れる、くるくる回る物を見る、身体を前後に揺らすといった自己刺激行動は、不安緊張の緩和につながります。本書の「序言」でテンプル・グランディンが触れていた「締めつけ機」（p.9）もこの目的で使用する物です。他者との関わりから離れて自分一人の時間や空間をもつことも、ストレスからの解放になります。時間を決めて、自分が興味関心をもっていることに没頭するのも良いでしょう。必要な場合には、医療機関を受診して、不安緊張を和らげる適切な薬剤を医師の指導のもとで使用したり、認知行動療法などの精神療法を受けたりすることもできます。

　本書の訳出・出版にあたり、多くの方々のご協力をいただきました。アルコールの問題と発達障害の問題との関係についてわれわれが考えるようになったのは、多くの患者さんとの出会いがきっかけとなっています。そういうきっかけを与えてくださった方々にまずお礼を申し上げます。また、日頃苦楽をと

もにしている病院職員のみなさんの実務的、精神的な支援にはいつも感謝しています。そして、病院創立者である故・長尾澄雄前院長がおられなければわれわれがともに仕事をすることもなく、本書が日の目を見ることがなかったことは確実です。最後に、明石書店編集部辛島悠氏は、本書の翻訳・出版に積極的に関わり、さまざまなご意見、ご助言をくださいました。みなさん、ありがとうございました。

　2022年7月

呉みどりヶ丘病院翻訳チーム

主な参考文献

American Psychiatric Association (2000) *Diagnostic and Statistical Manual of Mental Disorders, 4th Edition, Text Revision (DSM-IV-TR)*. Washington, DC: American Psychiatric Publishing.（髙橋三郎、大野裕、染矢俊幸訳（2004）『DSM-IV-TR　精神疾患の診断・統計マニュアル』東京：医学書院.）

American Psychiatric Association (2022) *Diagnostic and Statistical Manual of Mental Disorders, 5th Edition, Text Revision (DSM-5-TR)*. Washington, DC: American Psychiatric Publishing.

Brady, K., Levin, F., Galanter, M. & Kleber, H. (2021) *The American Psychiatric Association Publishing textbook of substance use disorder treatment*. Washington, DC: American Psychiatric Association Publishing.

Hendrickx Associates: Sarah Hendrickx. https://www.asperger-training.com/sarah-hendrickx. 2022年3月21日閲覧.

Hendrickx, S. (2004) *Asperger Syndrome and Employment: What People with Asperger Syndrome Really Really Want*. London: Jessica Kingsley Publishers.（梅永雄二監訳、西川美樹訳（2010）『アスペルガー症候群の人の仕事観——障害特性を生かした就労支援』東京：明石書店.）

Hendrickx, S. (2015) *Women and Girls with Autism Spectrum Disorder: Understanding Life Experiences from Early Childhood to Old Age*. London: Jessica Kingsley Publishers.（堀越英美訳（2021）『自閉スペクトラム症の女の子が出会う世界——幼児期から老年期まで』東京：河出書房新社.）

Hofvander, B., Delorme, R., Chaste, P., et al. (2009) Psychiatric and psychosocial problems in adults with normal-intelligence autism spectrum disorders. *BMC Psychiatry 9*, 35.

Osaki, Y., Kinjo, A., Higuchi, S., Matsumoto, H., Yuzuriha, T., Horie, Y., Kimura, M., Kanda, H. & Yoshimoto, H. (2016) 'Prevalence and Trends in Alcohol Dependence and Alcohol Use Disorders in Japanese Adults; Results from Periodical Nationwide Surveys.' *Alcohol and Alcoholism 51*, 4, 465-473.

新アルコール・薬物使用障害の診断治療ガイドライン作成委員会監修、樋口進、齋藤利和、湯本洋介編（2018）『新アルコール・薬物使用障害の診断治療ガイドライン』東京：新興医学出版社.

田宮聡、水馬裕子、加藤亮、長尾早江子（2021）「自閉症スペクトラム障害と物質使用障害の合併に関する文献展望」精神神経学雑誌 123, 9, 555-568.

本書（原書）出版後に刊行された、アルコール症とASDに関する書物

Regan, T. (2015) *Shorts: Stories about Alcohol, Asperger Syndrome, and God*. London: Jessica Kingsley Publishers.

Kunreuther, E. & Palmer, A. (2018) *Drinking, Drug Use, and Addiction in the Autism Community*. London and Philadelphia: Jessica Kingsley Publishers.

索　引

【監修者】

長尾 早江子（ながお さえこ）

熊本大学医学部卒業、東京大学大学院医学系研究科（第一臨床医学専攻脳臨床学）修了。1990（平成2）年より呉みどりヶ丘病院勤務、2015（平成27）年より同院院長。精神保健指定医、内科認定医。中国四国アルコール関連問題学会理事、公益社団法人全日本断酒連盟顧問、広島県断酒会連合会顧問、広島県精神科病院協会副会長。著書に、『基礎から臨床まで　神経伝達物質update　3版』（分担執筆、中外医学社、1998）がある。

【訳者　呉みどりヶ丘病院翻訳チーム】　五十音順

神崎 洸一（かんざき こういち）

広島国際大学（心理学）、安田女子大学大学院（教育学）。NPO法人風の家、浅田病院勤務を経て、現在は呉みどりヶ丘病院に勤務し、児童思春期精神科・成人発達・依存症臨床に携わる。特に窃盗やゲーム行動や不登校など、子どもの行動問題に対する対応に力を注ぐ。臨床心理士、公認心理師。広島県臨床心理士会アディクション担当者。

河野 優美（こうの ゆみ）

川崎医療福祉大学（心理学）卒業、広島国際大学心理科学研究科修了。みなみメンタルクリニック（現・ハンス心療内科）、浅田病院勤務を経て、現在、呉みどりヶ丘病院勤務にて、児童思春期精神科・大人の発達障害外来に携わる。その中でも、特に発達障害の特性をもつ子どもや不登校の子どもなどの支援に力を注ぐ。臨床心理士、公認心理師。

田川 涼葉（たがわ すずは）

2017年香川大学医学部卒業。神戸市立西神戸医療センター、兵庫県立ひょうごこころの医療センター、松田病院等で勤務。児童精神医学に携わるべく研鑽を積んでいる。

水馬 裕子（みずま ひろこ）
2003年防衛医科大学校卒業。大学病院及び自衛隊関連病院、部隊等で勤務し、あわせて医療法人生生会松蔭病院で精神科救急・認知症診療に従事。2019年より呉みどりヶ丘病院に勤務し、依存症・児童思春期・成人発達診療に従事。訳書に『緊急支援のためのBASIC Phアプローチ──レジリエンスを引き出す6つの対処チャンネル』（分担翻訳、ムーリ・ラハド、ミリ・シャシャム、オフラ・アヤロン編著、遠見書房、2017）がある。

【著者】

マシュー・ティンズリー　Matthew Tinsley
現代語学の学位をもち、専門書店の分野で働くことに職業人生を捧げた。何年にもわたるアルコール症との苦闘と2回の離婚を経て、依存症を克服するに至った。現在は英国ブライトンに居を定め、自閉症スペクトラム障害（アスペルガー症候群）の人々が直面する問題について啓蒙活動を行っている。

サラ・ヘンドリックス　Sarah Hendrickx
英国における成人自閉症スペクトラム障害（アスペルガー症候群）サポートプロジェクトのトレーニングマネージャーであり、フリーランスの自閉症スペクトラム障害（アスペルガー症候群）コンサルタントでもある。著書『アスペルガー症候群の人の仕事観——障害特性を生かした就労支援』（梅永雄二監訳、西川美樹訳、明石書店、2010）、『自閉スペクトラム症の女の子が出会う世界——幼児期から老年期まで』（堀越英美訳、河出書房新社、2021）など。パートナーのキース（自らASと診断している）との共著もある。

自閉症スペクトラム障害とアルコール
—— 依存の始まりから回復まで

2022年9月20日　初版第1刷発行

著　　者	マシュー・ティンズリー
	サラ・ヘンドリックス
監　修　者	長 尾 早 江 子
訳　　者	呉みどりヶ丘病院翻訳チーム
翻訳協力	田 宮 　 聡
発　行　者	大 江 道 雅
発　行　所	株式会社　明石書店

〒101-0021　東京都千代田区外神田6-9-5
電　話　03（5818）1171
ＦＡＸ　03（5818）1174
振　替　00100-7-24505
https://www.akashi.co.jp/

装丁　　　明石書店デザイン室
印刷・製本　日経印刷株式会社

ISBN978-4-7503-5427-9

〈価格は本体価格です〉

自閉症スペクトラム障害とセクシュアリティ

なぜぼくは性的問題で逮捕されたのか

トニー・アトウッド、イザベル・エノー、
ニック・ドゥビン [著] 田宮聡 [訳]

◎A5判／並製／296頁 ◎2,500円

アスペルガー症候群当事者であり、支援者として活動していたニックは
ある日突然、児童ポルノ所持容疑で逮捕されてしまった。彼の自伝と両親
の手記、専門家たちの助言からなる本書は、自閉症スペクトラム障害と
様々なセクシュアリティの問題との関連を知るための必読書である。

〈価格は本体価格です〉